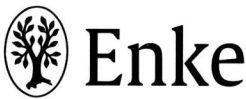

Praxis der Inhalationsanästhesie

Michaele Alef, Gerhard Oechtering

Unter Mitarbeit von Ingmar Kiefer

136 Abbildungen, 20 Tabellen

Enke Verlag · Stuttgart

Bibliografische Information
Der Deutschen Bibliothek

Die Deutsche Bibliothek verzeichnet diese Publi-
kation in der Deutschen Nationalbibliographie;
detaillierte bibliografische Daten sind im
Internet über http://dnb.ddb.de abrufbar.

Anschrift der Autoren:

PD Dr. Michaele Alef
Prof. Dr. Gerhard Oechtering
Ingmar Kiefer
Klinik für Kleintiere
Veterinärmedizinische Fakultät
Universität Leipzig
An den Tierkliniken 23
04103 Leipzig

© 2003 Enke Verlag in
MVS Medizinverlage Stuttgart GmbH & Co. KG
Steiermärker Straße 3-5, D-70469 Stuttgart

Unsere Homepage: www.enke.de

Printed in Germany 2003

Umschlaggestaltung: Thieme Verlagsgruppe
Umschlagfoto: Martina Berge, Erbach, unter
Verwendung eines Fotos der Klinik für Kleintiere
Universität Leipzig
Satz: Schröders Agentur, 14169 Berlin
Druck: Chr. Scheufele, 70597 Stuttgart

ISBN 3-8304-1015-8   1 2 3 4 5 6

Wichtiger Hinweis:
Wie jede Wissenschaft ist die Veterinärmedizin
ständigen Entwicklungen unterworfen. For-
schung und klinische Erfahrung erweitern
unsere Kenntnisse, insbesondere was Behandlung und medikamentöse Therapie anbelangen.
Soweit in diesem Werk eine Dosierung oder eine
Applikation erwähnt wird, darf der Leser zwar
darauf vertrauen, dass Autoren, Herausgeber
und Verlag große Sorgfalt darauf verwandt
haben, dass diese Angabe dem **Wissensstand bei
Fertigstellung des Werkes entspricht.**

Für Angaben über Dosierungsanweisungen und
Applikationsformen kann vom Verlag jedoch
keine Gewähr übernommen werden. **Jeder
Benutzer ist angehalten,** durch sorgfältige Prüfung der Beipackzettel der verwendeten Prä-
parate – gegebenenfalls nach Konsultation eines
Spezialisten – festzustellen, ob die dort gegebene
Empfehlung für Dosierungen oder die Beachtung
von Kontraindikationen gegenüber der Angabe
in diesem Buch abweicht. Eine solche Prüfung ist
besonders wichtig bei selten verwendeten
Präparaten oder solchen, die neu auf den Markt
gebracht worden sind. Vor der Anwendung bei
Tieren, die der Lebensmittelgewinnung dienen,
ist auf die in den einzelnen deutschsprachigen
Ländern unterschiedlichen Zulassungen und An-
wendungsbeschränkungen zu achten. **Jede Dosierung oder Applikation erfolgt auf eigene
Gefahr des Benutzers.** Autoren und Verlag
appellieren an jeden Benutzer, ihm etwa auf-
fallende Ungenauigkeiten dem Verlag mitzu-
teilen.

Geschützte Warennamen (Warenzeichen ®)
werden **nicht immer** besonders kenntlich gemacht. Aus dem Fehlen eines solchen Hinweises
kann also nicht geschlossen werden, dass es sich
um einen freien Warennamen handelt.

Vorwort

Die Inhalationsanästhesie ist ein fester Bestandteil der modernen Veterinäranästhesie. Die immer wieder gestellten Fragen über „das ideale" Inhalationsanästhetikum, die Vor- und Nachteile bestimmter Narkosegeräte, die notwendigen Gasflüsse und Ähnliches zeigen, dass zum Thema Inhalationsanästhesie noch Informationsbedarf besteht. Wir möchten in diesem Buch auf diese Fragen eingehen.

Im Vordergrund steht, soweit dies im Rahmen eines Buches überhaupt möglich ist, die Vermittlung des praktischen Vorgehens. Ein reich bebildertes Kapitel über die Bestandteile eines Narkosegerätes und deren Funktion sowie Schritt-für-Schritt-Anleitungen zur Intubation, zum Führen einer Gasnarkose und zur Beatmung sollen ebenso wie Fallbeispiele zu den Dosierungen den „Einstieg" in die Inhalationsanästhesie erleichtern. Anliegen des Buches ist aber auch die Vermittlung des praxisrelevanten Hintergrundwissens zur Inhalationsanästhesie und Beatmung. So wird versucht, viele immer wieder in Zusammenhang mit der Inhalationsanästhesie genannte Begriffe, Definitionen und Techniken anschaulich zu erklären und ihre Bedeutung für die Inhalationsanästhesie bei Hund und Katze zu diskutieren.

Das Buch wendet sich gleichermaßen an praktizierende Tierärzte und Studierende.

Michaele Alef
Gerhard Oechtering

Inhalt

1

Inhalationsanästhetika und Trägergase

Die seit Einführung des Isoflurans schwelende Diskussion nach dem „idealen Inhalationsanästhetikum" wurde durch die Novellierung des Arzneimittelgesetzes im Prinzip beendet: von den dampfförmigen Inhalationsanästhetika ist zum jetzigen Zeitpunkt nur Isofluran für Tiere zugelassen, sodass die anderen Anästhetika bis zu einer eventuellen Änderung der Zulassungssituation in den Hintergrund treten werden. Andererseits hat die Markteinführung der zwei neuen Inhalationsanästhetika Sevofluran und Desfluran und erste Berichte über ihre Anwendung beim Tier die Suche nach einem besseren Inhalationsanästhetikum wieder neu belebt. Wurde vor einigen Jahren schnell das Halothan zum Mittel der zweiten Wahl erklärt und Isofluran propagiert, so scheint heute dem Isofluran angesichts des Sevoflurans ein ähnliches Schicksal bevorzustehen. Sogar über das Edelgas Xenon als Anästhetikum in der Tiermedizin wird schon diskutiert.

Im Folgenden werden deswegen die Eigenschaften des Isoflurans ausführlich besprochen, aber auch die Unterschiede zu oder zwischen den anderen dampfförmigen Inhalationsanästhetika kurz dargestellt, um eine klinische Einschätzung ihrer Leistungen, Vor- und Nachteile zu ermöglichen. Die für viele nötig gewordene Umstellung auf Isofluran wirft einige Fragen zur Verdampfertechnologie („Umwidmen") des Verdampfers auf, die ebenfalls angesprochen werden sollen.

Gibt es ein ideales Inhalationsanästhetikum?

Prinzipiell haben alle klassischen dampfförmigen Inhalationsanästhetika ähnliche Wirkungen und Nebenwirkungen. Alle wirken hypnotisch und nicht analgetisch, sie verursachen eine unterschiedlich ausgeprägte Muskelrelaxation. Alle wirken atem- und kreislaufdepressiv!! Es gibt also allein aufgrund der Nebenwirkungen unter den dampfförmigen Anästhetika kein ideales Inhalationsanästhetikum. Nur das Edelgas Xenon scheint den Idealforderungen nahe zu kommen.

Die einzelnen dampfförmigen Inhalationsanästhetika unterscheiden sich vor allem in dem Mechanismus ihrer Kreislaufwirkung, ihrer Wirkungsstärke und ihren pharmakokinetischen Eigenschaften. Dazu kommen bei einigen volatilen Anästhetika Besonderheiten, so zum Beispiel die potentielle Nephrotoxizität von Methoxfluran.

Isofluran

Isofluran hat eine gute hypnotische und muskelrelaxierende Wirkung. Die kardiovaskulären Wirkungen von Isofluran sind komplex. Isofluran ist ein potenter Vasodilatator. Der periphere Widerstand nimmt unter Isofluran stärker ab als unter Halothan. Der arterielle Blutdruck sinkt dosisabhängig, die Herzfrequenz steigt. Isofluran ist auch dosisabhängig direkt negativ inotrop, Herzzeitvolumen und Schlagvolumen sind jedoch weniger reduziert als beim Halothan. Die Koronardurchblutung ist vermindert. Eine Sensibilisierung des Myokard gegen Katecholamine wurde lange Zeit ganz bestritten, findet jedoch in geringem Ausmaß statt. Isofluran hat keine arrhythmogene Wirkung. Isofluran wirkt dosisabhängig atemdepressiv, die Atemdepression ist stärker als unter Halothan und geringer als unter Enfluran. Isofluran wirkt schleimhautreizend.

Die Nierendurchblutung, glomeruläre Filtrationsrate und Urinausscheidung sind, ebenso wie beim Halothan, reduziert. Isofluran hat keine hepato- oder nephrotoxische Wirkung. Die Metabolisierungsrate beträgt nur 0,2%, sodass Isofluran sehr gut geeignet ist für Patienten mit einer gestörten Leberfunktion.

Lange war Isofluran das dampfförmige Anästhetika mit dem niedrigsten Blut/Gas-Verteilungskoeffizienten (1,46) und deshalb mit der besten Steuerbarkeit. Dies wird häufig als ein großer Vorteil des Isoflurans angesehen, da deshalb die Narkoseeinleitung und das Erwachen sowie die Anpassung der Narkosetiefe während der Anästhesie rascher erfolgen als beim lange

Zeit in Konkurrenz zu ihm stehenden Halothan (Blut/Gas-Verteilungskoeffizient 2,54). Die Unterschiede zwischen beiden Anästhetika betragen jedoch nur wenige Minuten, sodass sie klinisch bei Hund und Katze von geringer Bedeutung sind.

Wenn kein Lachgas verwendet wird, sind in der Einleitungsphase Konzentrationen von 3–4 Vol.-% Isofluran notwendig. Lachgas potenziert die Wirkungen des Isoflurans, sodass bei Verwendung eines Sauerstoff/Lachgas-Gemisches als Trägergas in der Regel Konzentrationen von 1,5 bis 3,5 Vol.-% ausreichen. In der Erhaltungsphase variieren die notwendigen Werte je nach Art der Narkoseeinleitung, der Schmerzhaftigkeit des Eingriffes und abhängig von einem Einsatz von Lachgas relativ stark (0,6–3 Vol.-%).

Vor- und Nachteile anderer Inhalationsanästhetika
Halothan

Nach Einführung des Isoflurans wurde Halothan auch für Hund und Katze häufig als praktisch obsolet verurteilt. Eine Meinung, die sich bei differenzierter Betrachtung nicht bestätigen lässt. Die Wirkungen (Hypnose, keine Analgesie, Muskelrelaxation) und Nebenwirkungen (Atem- und Kreislaufdepression) von Halothan und Isofluran sind ähnlich. Sie unterscheiden sich in dem Mechanismus der Kreislaufdepression: Halothan ist myokarddepressiv, Isofluran ein potenter Vasodilatator. Wenn auch der zweite Mechanismus der „sympathischere" zu sein scheint, ist der Grad der Kreislaufdepression jedoch ähnlich! Je nach Art einer vorliegenden Kreislauferkrankung kann Isofluran individuell für einen Patienten sogar schlechter sein als Halothan.

Halothan sensibilisiert das Leitungsgewebe im Herzen gegen endogene und exogene

Katecholamine, d.h. bei Auftreten hoher Katecholaminkonzentrationen ist das Auftreten von durch diese verursachte Rhythmusstörungen unter Halothan wahrscheinlicher als unter Isofluran. Halothan kann so schwere Rhythmusstörungen verursachen. Obwohl in der Literatur häufig beschrieben, haben wir solche Rhythmusstörungen bei den von uns gewählten Narkoseregimen praktisch nie gesehen (Ausnahmen: Magendrehung und Arrhythmiepatienten).

Eine weiterer Kritikpunkt ist die relativ hohe Metabolisierungsrate von Halothan, bis zu 20% werden in der Leber verstoffwechselt. Die Metabolisierungsrate ist von Bedeutung, da nicht den Inhalationsanästhetika selbst, sondern ihren Abbauprodukten toxische Eigenschaften zugeschrieben werden. Beim Halothan ist aus diesem Grund eher mit Leberschäden zu rechnen, als bei Verwendung von Isofluran. Die Wirkungen von Halothan auf die Leber werden häufig diskutiert. Beim Menschen sind Leberfunktionsstörungen nach Halothannarkosen beschrieben. Diese reichen von einer leichten Erhöhung der Transaminasen ohne klinische Erscheinungen bis hin zum tödlichen Leberversagen. Das Leberversagen ist wahrscheinlich immunologisch vermittelt und tritt vor allem nach wiederholter Gabe auf. Es ist jedoch auch beim Menschen sehr selten (7 auf 256 000 Narkosen). Bei Hund oder Katze hat diese Problematik keine Bedeutung. Schäden

Tab. 1.1 Strategien zur Reduktion der Arbeitsplatzbelastung

- Inhalationsnarkose als Intubationsnarkose (Ausnahme Heimtiere, Vögel)
- Niedriger Frischgasfluss (Voraussetzung: Verwendung eines Kreissystems)
  - ➤ hoher Rückatemanteil für den Patienten
  - ➤ niedriger Überschussgasanteil
  - ➤ weniger Umgebungsbelastung
- Aktive oder passive Ableitung des Überschussgases

durch wiederholte Exposition (Tierarzt, -helferin) sind umstritten. Man kann die Belastung des Personals durch entsprechende Maßnahmen (Narkosegasabsaugung, niedriger Gasfluss) jedoch minimieren.

Für Routinepatienten war/ist Halothan auf jeden Fall gut geeignet. Vorsicht ist bei Arrhythmie-gefährdeten (Magendrehung, gestresste Tiere, Arrythmiepatienten, Adrenalinanwendung) und leberkranken Tieren (portosystemischer Shunt) geboten!

Enfluran

Wirkungen und Nebenwirkungen von Enfluran entsprechen im Wesentlichen denen von Halothan. Unter Enfluran können kurzzeitig Myoklonien und Dyskinesien auftreten, diese zeigen sich als Zucken oder Krampfen der Muskulatur von Kiefer, Gesicht, Hals und Extremitäten. Die Metabolisierungsrate ist mit 2–5% deutlich geringer als bei Halothan. In Zusammenhang mit gebrauchten älteren Narkosegeräten werden Enfluran-Verdampfer angeboten. Wegen des von Halothan und Isofluran differierenden Dampfdrucks von Enfluran können diese jedoch nur mit Enfluran, nicht mit Halothan oder Isofluran befüllt werden. Wie Isofluran enthält auch Enfluran keinen Stabilisator.

Sevofluran und Desfluran

Vor wenigen Jahren wurden die vor 15 bzw. 25 Jahren synthetisierten „neuen" Inhalationsanästhetika Sevofluran und Desfluran für den Menschen auf dem deutschen Markt eingeführt, seitdem wird gerade die Verwendung von Sevofluran auch in der Tiermedizin heftig diskutiert.

Die Vorteile des Sevoflurans sind nicht seine Wirkungen oder Nebenwirkungen, so ist Sevofluran atemdepressiver als Halothan. Auch seine kreislaufdepressive Wirkung entspricht der von Isofluran, Tachy-

Tab. 1.2 Blut/Gas-Löslichkeitskoeffizienten verschiedener Inhalationsanästhetika

Halothan	2,3
Isofluran	1,4
Enfluran	1,8
Sevofluran	0,65
Desfluran	0,45

kardien werden unter Sevofluran allerdings seltener beobachtet als unter Isofluran.
Die Vorteile des Sevoflurans sind pharmakokinetischer Art. Die geringe Löslichkeit bewirkt eine schnellere Einschlaf- und Aufwachphase. Die Geschwindigkeit der alveolären Aufnahme ist 20% schneller als bei Isofluran und 66% schneller als bei Halothan. Die Elimination aus dem Blut erfolgt doppelt so schnell wie beim Halothan. Doch was ist die klinische Relevanz? Korbel (1998) konnte für Tauben zeigen, dass die Rekonvaleszenzperiode mit 162 ± 12 sec gegenüber 186 ± 12 sec für Isofluran statistisch signifikant unterschiedlich ist. Bei Kindern wurden 468 ± 194 sec gegenüber 775 ± 314 sec bei Halothan gemessen. Ähnlich sieht es bei Hund und Katze aus. Man muss kritisch diskutieren, inwieweit es bei diesen Tierarten wirklich eine Rolle spielt, ob ein Patient nach 10 oder 12 Minuten wach ist.

⚠ Oft ist ein sehr schnelles Wachwerden eher störend, denn jede Manipulation in der Aufwachphase fördert die Entstehung von Exzitationen.

So ist es besser, postoperative Röntgenaufnahmen an einem noch schlafenden Patienten anzufertigen und ihn dann in einem ruhigen Raum erwachen zu lassen, als an einem wachwerdenden Patienten zu manipulieren. Beim Pferd ist die kürzere Aufwachphase eher von klinischer Relevanz, da Pferde in Narkose hochgradige Störungen des pulmonalen Gasaustausches entwickeln, sodass die Narkose möglichst kurz sein sollte. Außerdem haben Pferde wegen

der größeren Körpermasse eine größere Menge im Gewebe gelöstes Inhalationsanästhetikum abzuatmen. Die Unterschiede zwischen den einzelnen Inhalationsanästhetika werden deshalb eher merkbar. Auch beim Menschen wird Sevofluran vor allem wegen der kürzeren Aufwachphase propagiert. Das hat primär ökonomische Gründe. Jede Minute, die ein Patient durchschnittlich kürzer im Aufwachraum verbringt und eher auf eine Normalstation verlegt werden kann, spart in der Summe aller Patienten immense Kosten, die sogar die höheren Medikamentenkosten und den größeren Verbrauch wett machen. Ein Rechenexempel, das für die Tiermedizin kaum Bedeutung haben dürfte.

Auch die Reaktionen auf geänderte Anästhetikakonzentrationen während der Narkose erfolgen wegen der geringen Löslichkeit des Sevoflurans schneller, aber auch hier stellt sich die Frage, ob dies klinisch überhaupt merkbar oder relevant ist. Isofluran und Halothan ermöglichen eine ebenso hervorragend bzw. sehr gut steuerbare Anästhesie

Sevofluran riecht angenehmer und ist nicht schleimhautirritierend, deswegen hat es in der Kinderanästhesie einen Siegeszug angetreten. Aspekte, die bei Einleitung via Maske oder Kammer auch bei uns eine Rolle spielen und deswegen vor allem die Heimtier- und Vogelanästhesie betreffen. Eine Maskeneinleitung bei Hund und Katze ist wenig üblich und sollte wegen des Stresses, den viele Tiere beim Aufsetzen der Maske haben, als „risikoarme" Methode überdacht werden.

Ein Grund, warum vor einigen Jahren der Umstieg von Halothan auf Isofluran empfohlen wurde, war die geringere Metabolisierungsrate. Um so erstaunlicher ist, dass dieser Aspekt beim Sevofluran wenig beachtet wird. Bei der Metabolisierung

Tab. 1.3 Metabolisierungsrate verschiedener Inhalationsanästhetika

Halothan	<= 20 %
Isofluran	< 0,2 %
Enfluran	2-5 %
Sevofluran	3-5 %
Desfluran	0,02 %

entstehen Fluoride, die beim Methoxy-fluran für seine nephrotoxische Wirkung verantwortlich gemacht werden. Sie scheinen beim Sevofluran jedoch keine ähnliche Wirkung zu haben, da die Eliminierung über die Nieren sehr viel geringer ist.

Tab. 1.4 MAC in Sauerstoff (Msch)

Halothan	0,8 Vol.-%
Isofluran	1,15 Vol.-%
Enfluran	1,68 Vol.-%
Sevofluran	2 Vol.-%
Desfluran	6 Vol.-%

Sevofluran hat eine höhere **MAC**, also ist weniger potent als Isofluran oder Halothan, man verbraucht deswegen eine größere Menge Sevofluran. Die Medikamentenkosten pro Narkose sind also höher.

Tab. 1.5 MAC (verschiedene Bedingungen)

	Hund Vol.-%	Katze Vol.-%
Halothan	0,86–0,92	0,82–1,19
Isofluran	1,28–1,39	1,61–1,63
Enfluran	2,06–2,25	1,2–2,37
Sevofluran	2,10–2,36	2,58
Desfluran	7,20	9,79

Über Desfluran wird in der Tiermedizin noch wenig diskutiert. Ein Grund mag die aufwendige Verdampfertechnologie sein. Da der Siedepunkt von Desfluran bei Zimmertemperatur (22,8 °C) liegt, musste, um eine unkontrollierte Verdunstung zu verhindern, eine neue Verdampferform entwickelt werden. Desfluran besitzt mit

einem Blut/Gas-Verteilungskoeffizeinten von 0,45 die niedrigste Löslichkeit der volatilen Anästhetika. Eine Desflurannarkose ist somit die am besten steuerbare Inhalationsnarkose. Desfluran hat einen stechenden, ätherischen Geruch, es irritiert die Atemwege. Aus diesem Grund ist es für Einleitungen via Maske nicht geeignet. In seinen Wirkungen unterscheidet es sich von anderen Inhalationsanästhetika durch eine Sympathikusaktivierung, die eine Tachykardie bewirken kann.

Methoxyfluran sollte wegen seiner, auch für den Anwender, potentiellen Nephrotoxizität obsolet sein.

🛈 Bewusst sein sollte, dass für Zwischen- und Todesfällen in Narkose das verwendete volatile Inhalationsanästhetikum ebenso wenig entscheidend ist, wie die generelle Frage nach Injektions- oder Inhalationsnarkose.

Ein Blick in die Zukunft: Xenon

Die anästhesiologischen Eigenschaften des Edelgases Xenon sind schon seit etwa 50 Jahren bekannt, vor etwa 10 Jahren wurde eine erste Patientenstudie zur Xenon-anästhesie beim Menschen vorgestellt. Xenon besitzt einige Eigenschaften eines idealen Inhalationsanästhetikums, so scheint das Gas analgetische Potenz zu haben und verursacht im Gegensatz zu den volatilen Anästhetika keine Kreislaufdepression, auch das Atemzeitvolumen bleibt unverändert. Zudem besitzt Xenon mit 0,14 einen extrem niedrigen Blut/Gas-Löslichkeitskoeffizienten, sodass es ein noch rascheres Einschlafen und Erwachen ermöglicht. Xenon verursacht, im Gegensatz zu den volatilen Anästhetika und Lachgas, als Edelgas keine Umweltbelastung bzw. hat keinen Effekt auf die Ozonschicht und ist deswegen auch aus ökologischen Aspekten ein ideales Anästhetikum.

Etwas anders sehen die ökonomischen Aspekte der Xenon-Anwendung aus. Xenon ist zwar ein natürlich in der Erdatmosphäre vorkommendes Edelgas, sein Anteil ist mit 0,0000087 Vol.-% jedoch sehr niedrig, sodass die verfügbare Menge gering und der Preis (5 €/l) entsprechend hoch ist. Wegen der relativ geringen anästhesiologischen Potenz (MAC 70 Vol.-%) sind hohe Konzentrationen notwendig, die zur Kostenminimierung den Einsatz von vollständig geschlossenen Narkosesystemen und die Rückgewinnung des verabreichten Xenons nach Beendigung der Narkose (Hygieneproblem?) zwingend erforderlich machen. Die Wiedergewinnung nach der Anästhesie ist unter klinischen Bedingungen technisch derzeit nicht gelöst. Xenon ist zurzeit auch für den Menschen noch nicht zugelassen.

Xenon scheint eine gerade für kardiale Risikopatienten sehr interessante Zukunftsperspektive zu sein, die jedoch für die Veterinärmedizin aus ökonomischen und technischen Gründen wahrscheinlich noch in ferner Zukunft liegt.

Anmerkungen zur Verdampfertechnologie

Viele Kollegen besitzen einen Halothanverdampfer und sind nun angesichts der Zulassungssituation gezwungen, Isofluran zu verwenden. Die Umstellung auf ein anderes Inhalationsanästhetikums bringt stets die Frage mit sich, ob eine größere Investition für einen neuen Verdampfer notwendig ist oder ob der alte „umgewidmet" werden kann.

Der Sinn eines **Präzisionsverdampfers** ist, dass er unabhängig von Frischgasfluss, -zusammensetzung, Umgebungstemperatur und Atemzeitvolumen des Patienten stets die Anästhetikakonzentration abgibt, die

auf der Skala angegeben wird. Damit dies gewährleistet ist, ist er außerhalb des eigentlichen Patiententeils (Unabhängigkeit vom Atemzeitvolumen) angeordnet und hat einen Metallmantel zur Kompensation der Umgebungstemperatur und der Verdunstungskälte. Im Inneren besitzt ein solcher Präzisionsverdampfer einen komplizierten Aufbau, der garantieren soll, dass Frischgasfluss und -zusammensetzung einen möglichst geringen Einfluss haben. Dieser Regelmechanismus ist für einen bestimmten Dampfdruck, also für ein bestimmtes Anästhetikum konstruiert, geeicht und kalibriert. Als weiteren Beitrag zur Patientensicherheit gibt der Verdampfer eine Maximalkonzentration vor.

Tab. 1.6 Dampfdruck verschiedener Inhalationsanästhetika bei 20 °C

Halothan	244,1	mmHg
Isofluran	239,5	mmHg
Enfluran	171,8	mmHg
Sevofluran	160	mmHg
Desfluran	669	mmHg

Isofluran und Halothan haben „zufällig" einen fast identischen Dampfdruck, sodass der Aufbau des Verdampfers praktisch gleich ist, man kann sie im jeweilig anderen Verdampfer verwenden. Die Abweichung der auf der Skala eingestellten Konzentration von der tatsächlich abgegebenen ist zu vernachlässigen. Die geringgradig unterschiedlichen Dampfdruck-Kurven bedingen bei 20 °C eine Abweichung 2,5% relativ vom Einstellwert (also bei eingestellten 1,5 Vol.-% eine Abweichung von 0,0375 Vol.-%) und bei 30 °C von praktisch 0%.

Anders ist die Sachlage bei allen anderen Inhalationsanästhetika. Sie besitzen völlig andere Dampfdrücke. Wird zum Beispiel, um die Anschaffung eines speziellen Verdampfers (neu ca. 2000 €) zu umgehen, Sevofluran in einem Isofluran- oder Halo-

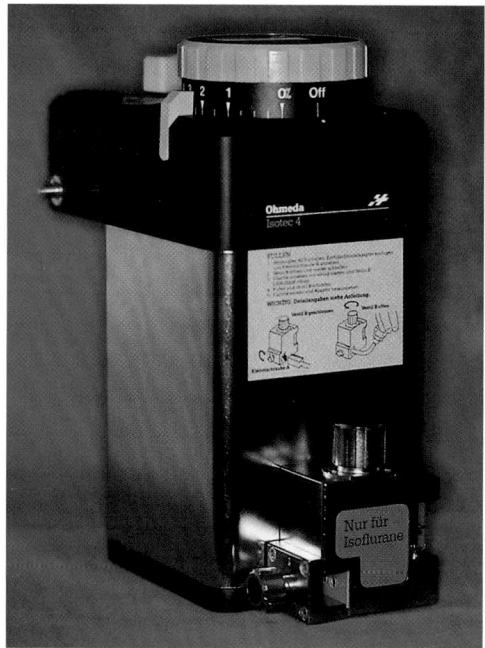

Abb. 1.1 Präzisionsverdampfer.

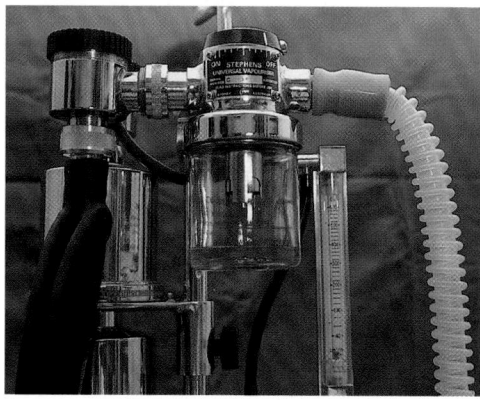

Abb. 1.2 Universalverdampfer.

thanverdampfer verwendet, stimmt die Skalierung nicht mehr. Man kann die wirklich abgegebene Konzentration nicht mehr beurteilen. Es ist widersinnig, die Vorteile eines teuren Präzisionsverdampfers durch Verwendung eines nicht dafür zugelassenen Medikamentes auf Null zu reduzieren. Es wird sich auch nur schwer ein Gutachter finden, der im Fall eines Narkosezwischenfalles ein entlastendes Gut-

achten für den so handelnden Tierarzt verfassen wird.

Etwas anderes sind direkt im Kreissystem befindliche **Universalverdampfer** (z.B. beim Stephens Narkosegerät). Die dort freigegebene Anästhetikakonzentration hängt von Frischgasfluss, -zusammensetzung, Atemzeitvolumen des Patienten, Umgebungstemperatur und verwendetem Anästhetikum ab, ist also von Fall zu Fall verschieden. Universalverdampfer haben deswegen nur eine unbeschriftete Skalierung. Wie hoch die abgegeben Konzentration wirklich ist, ist unbekannt. Man kann sie natürlich messen (teuer) oder ist gezwungen, sich an den klinisch sichtbaren Wirkungen des Inhalationsanästhetikums zu orientieren: Scheint die Narkosetiefe ausreichend, ist die Dosierung nicht zu niedrig. Zeigt der Patient keine Überdosierungserscheinungen, ist sie wahrscheinlich nicht zu hoch. Voraussetzung für den Betrieb eines solchen Verdampfers ist die regelmäßige und engmaschige Kontrolle der Narkosetiefe. In praxi entwickelt man Erfahrung, wie viele Teilstriche beim üblichen Narkoseregime im Durchschnitt reichen. Man muss jedoch anmerken, dass diese Verdampfer ein zusätzlicher Unsicherheitsfaktor sind, den wir Tierärzte unseren Patienten aus rein finanziellen Gründen zumuten. In der Humanmedizin sind in unseren Breiten solche Geräte undenkbar.

Noch ein Kommentar zur „Umwidmung" eines Halothanverdampfer für Isofluran: technisch ist das wegen des ähnlichen Dampfdrucks unproblematisch. Es ist jedoch nicht von Fall zu Fall möglich, sondern nur für längere Zeit und rechtlich natürlich umstritten. Ein Problem bleibt die Reinigung des Verdampfers, die unter anderem notwendig ist, weil der im Halothan befindliche Stabilisator Thymol zu einer Verharzung des Verdampfers führen kann. Es kursieren einige Rezepte

(Äther-, Isofluranspülung) für den notwendigen Reinigungsvorgang, nach Angaben der Dräger AG ist folgendes Vorgehen sinnvoll. Die Entfernung der Halothanreste erfolgt durch ausblasen mit 4 l/min Luft, Sauerstoff oder Lachgas bei einer Einstellung von 4 Vol.-% über 4 Stunden. So wird das Halothan sicher aus den Dochten des Verdampfers entfernt. Lässt eine Gelbfärbung des Halothans im Schauglas des Verdampfers vermuten, dass die Dochte aufgrund fehlender Pflege über die Jahre total durch Thymol und/oder andere Reaktionsprodukte verklebt sind, ist auch nach dieser Reinigungsprozedur nicht mit einem zuverlässigen Dosierverhalten zu rechnen (stark Flow-abhängige Minderdosierung). Dies ist daran zu erkennen, dass sich nach Neubefüllen mit Isofluran wiederum eine Verfärbung einstellt. Man kann dann nicht vorhersehen, ob sich diese Verharzung nach 10 oder 20 geopferten Isofluran-Flaschen oder überhaupt herauswaschen lässt. Das für diese unsichere „Reinigungsprozedur" geopferte Geld deckt dann auch schon die Kosten für einen überholten Verdampfer. Das „Durchlaufen lassen" von Isofluran ist nicht nur eine unsinnige Verschwendung, sondern birgt die große Gefahr, dass Substanzen in den Bypass im Verdampfer gespült werden, was zu vollkommen unkontrollierter Abgabe erhöhter Konzentrationen bis hin zur Sättigungskonzentration (30 %) führen kann.

Lachgas: Vorteile? Gefahren?

Lachgas ist ein Inhalationsanästhetikum mit schwacher hypnotischer und mäßiger analgetischer Potenz, eine muskelrelaxierende Wirkung fehlt. Einige Autoren beurteilen die analgetische Wirkung als gut. Bei Säugetieren ist Lachgas nur etwa halb so potent wie beim Menschen, so wird die MAC beim Hund mit 188 bis 297 Vol.-% (nur unter hyperbaren Bedingungen erreichbar), bei der Katze mit 255 Vol.-% angegeben. Mit Lachgas allein ist deswegen keine Narkoseeinleitung möglich, ein adäquates Narkosestadium wird nicht erreicht.

Warum ist die Verwendung von Lachgas trotzdem vorteilhaft?

Man nutzt die analgetische und potenzierende Wirkung des Lachgases zur Supplementierung anderer volatiler oder auch intravenöser Anästhetika. In einer Konzentration von 50 bis 70 Vol.-% führt Lachgas zu einer Senkung der MAC und damit der notwendigen Dosis anderer Anästhetika. Auch dieser Effekt ist beim Tier sehr viel schwächer ausgeprägt als beim Menschen. Während eine Applikation von 60 Vol.-% Lachgas beim Menschen die benötigte Halothandosis um 54% senkt, sind es beim Hund nur 19 bis 30%. Der MAC-reduzierende Effekt ist von Bedeutung, weil die Nebenwirkungen der Inhalationsanästhetika stark dosisabhängig sind. Eine Reduktion der Dosis von Halothan, Isofluran, Enfluran oder Sevofluran reduziert auch deren Nebenwirkungen. Lachgas selbst hat andererseits nur geringe kreislauf- (dosisabhängig schwach negativinotrop) und atemdepressive Wirkungen, sodass als Nettoeffekt eine Inhalationsanästhesie mit deutlich weniger Nebenwirkungen resultiert. Zusätzlich führt eine lachgasbedingte Stimulierung des Sympathikus zu einer weiteren Abschwächung der kreislaufdepressiven Effekte der Inhalationsanästhetika.

Wird zu Beginn der Inhalationsanästhesie eine hohe inspiratorische Lachgaskonzentration angeboten, werden die gleichzeitig verabreichten Narkosegase schneller aufgenommen (Second-gas-Effekt), der Patient schläft schneller ein. Umgekehrt wird er eher wach, wenn Lachgas und Anästhesiegas am Ende der Narkose gleichzeitig reduziert werden.

⚠ Man kann Einschlafen und Aufwachen beschleunigen, indem Narkosegas- und Lachgaszufuhr gleichzeitig begonnen bzw. beendet werden.

Diffusionsverhalten von Lachgas

Einige Besonderheiten, Nachteile und Kontraindikationen von Lachgas hängen mit dem Diffusionsverhalten von Lachgas zusammen. Gelangt Lachgas mit dem Blut zu luftgefüllten Räumen im Körper, diffundiert es entlang des Partialdruckgefälles schnell in diese hinein, bis die Partialdrücke innerhalb und außerhalb des Hohlraumes ausgeglichen sind. Gleichzeitig diffundiert der Luftstickstoff aus diesen Räumen in das Blut. Durch die im Vergleich zu Lachgas ca. 35 mal geringere Löslichkeit von Stickstoff (Blut/ Gas-Verteilungskoeffizienten 0,015), erfolgt die **Lachgasdiffusion in den Hohlraum** hinein schneller als der Stickstoff ausströmen kann. Durch die Diffusion großer Mengen von Lachgas in und kleiner Mengen von Stickstoff aus dem luftgefüllten Raum steigen dort, je nach Beschaffenheit der Wand, Druck oder Volumen stark an. Je höher die Lachgaskonzentration ist, umso rascher erfolgt diese Diffusion.

⚠ Bei Hund und Katze hat Diffusionsverhalten des Lachgases Bedeutung beim Pneumothorax, dem Pneumoperitoneum, sowie beim Magendilatations/-torsions-Komplex. Die Verwendung von Lachgas ist in diesen Fällen kontraindiziert.

So kann sich beim Einatmen von 75 Vol.-% Lachgas das Pneumothoraxvolumen innerhalb von 10 Minuten verdoppeln. Die Folge ist eine lebensbedrohliche Störung der Atem- und Herz-Kreislauf-Funktion. Sind Darmschlingen stark aufgegast (Ileus), sollte ebenfalls auf Lachgas verzichtet werden.

Eine weitere Besonderheit ist der oben schon erwähnte so genannte Second-gas-Effekt. Appliziert man hohe Konzentrationen von Lachgas zusammen mit einem zweiten Gas, so wird das zweite Gas schneller aufgenommen als ohne Lachgas. Dies bezeichnet man als **Second-gas- oder Zweitgaseffekt**. Atmet der Patient Lachgas in hoher Konzentration ein, entsteht ein großes Partialdruckgefälle zwischen Alveole und Blut. Dies führt dazu, dass in kurzer Zeit große Mengen von Lachgas aus der Alveole in das Blut diffundieren. Dadurch wird das Gasvolumen in der Alveole kleiner. Die Moleküle des zweiten Gases befinden sich nun in diesem kleineren Volumen, seine Konzentration ist damit höher. Eine höhere Gaskonzentration in der Alveole heißt, dass ein höheres Partialdruckgefälle für dieses zweite Gas zwischen Alveole und Blut besteht, so dass in Folge pro Zeiteinheit mehr Gasmoleküle ins Blut diffundieren. Ist das Inhalationsanästhetikum das Zweitgas, führt dies dazu, dass es schneller aufgenommen wird und so der Patient schneller einschläft.

Diskutiert wird ein zweiter, zusätzlicher Mechanismus beim Second-gas-Effekt: Die Verminderung des Gasvolumens in der Alveole führt dazu, dass narkosegas-reiches Gas aus den Bronchioli nachströmt. Obwohl gleichzeitig Narkosegasmoleküle aus der Alveole ins Blut diffundieren, bleibt so die Konzentration des Inhalationsanästhetikums in der Alveole und damit das Partialdruckgefälle hoch.

Beim Ausleiten führt eine gleichzeitige Beendigung der Lachgas- und Narkosegaszufuhr zu einem analogen Effekt. Große Mengen von Lachgas diffundieren aus dem Blut in die Alveole und führen dort zu einer Volumenzunahme. Dadurch sinkt die Konzentration eines zweiten Gases in der Alveole, das Partialdruckgefälle zwischen der narkosegas-armen Alveolarluft und dem narkosegas-reichen Blut wird größer. Aus diesem Grund diffundiert pro Zeiteinheit mehr Narkosegas aus dem Blut in die Alveole. Die Narkosegasabgabe und damit das Erwachen werden schneller.

Eine Gefahr durch Lachgas hängt ebenfalls mit seinem Diffusionsverhalten zusammen. Wird die Zufuhr von Lachgas beendet, strömen große Mengen Lachgas aus dem Blut in die Alveolen. Befindet sich in den Alveolen Luft mit 21 Vol.-% Sauerstoff, kann dieser durch das Lachgas auf sehr viel niedrigere Werte verdünnt werden. Eine **Diffusionshypoxie** entsteht. Um diese zu verhindern, sollte nach Beendigung der Lachgaszufuhr für einige Minuten eine hohe inspiratorische Sauerstoffkonzentration angeboten werden. Sie stellt eine ausreichende Sauerstoffversorgung sicher. Die Gefahr einer Diffusionshypoxie besteht nur während der ersten Atemzüge nach Beendigung der Lachgasgabe.

Ernsthafte Zwischenfälle können durch eine Kombination von Lachgas und mangelnder Narkosegerätetechnik entstehen. Das Problem ist die unbemerkte Entstehung eines hypoxischen Gasgemisches. Am Rotameter wird ein fehlerhaftes Sauerstoff-Lachgasverhältnis eingestellt, Folge

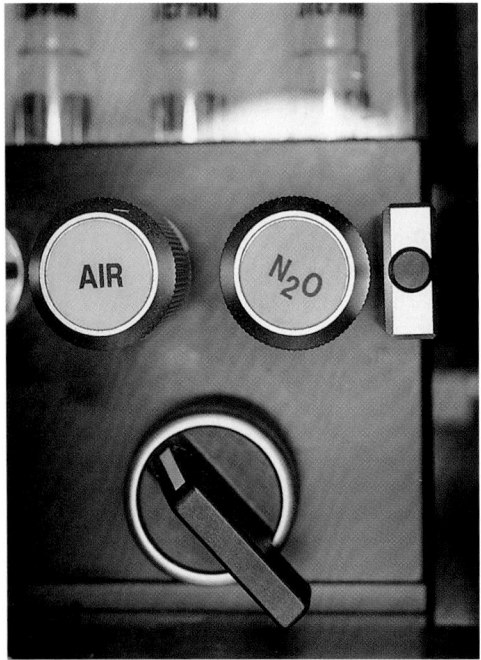

Abb. 1.3 Lachgassperre.

ist eine Sauerstoffkonzentration unter 30 Vol.-%. Viele neue Geräte tragen dem Rechnung, indem bei Änderung des Lachgasflusses automatisch der Sauerstofffluss reguliert wird. Auch die Mischung von Luft und Lachgas wird bei technisch einwandfreien Geräten durch eine so genannte Lachgassperre, die entweder die Zumischung von Luft oder Lachgas zulässt, verhindert.

Wird die Sauerstoffflasche während der Narkose leer, so zeigt im System ohne Lachgas spätestens der leerer werdende Reservoirbeutel eine Unterbrechung der Gasversorgung an. Im System mit Lachgas bleibt der Beutel jedoch gefüllt und täuscht den Anwender. Gute Geräte besitzen deshalb einen Sauerstoffmangelalarm, der die Unterbrechung der Sauerstoffzufuhr anzeigt. Er verhindert auch, dass am Ende der Narkose versehentlich statt des Lachgasflusses die Sauerstoffzufuhr gedrosselt wird. Ein Risiko, dass trotz Farb- und Formkodierung der Ventile stets, vor allem in hektischen Situationen besteht.

Viele dieser Sicherheitsvorkehrungen fehlen bei „speziell für die Veterinärmedizin konzipierten" Geräten. Bewusst sein muss, dass solche Geräte oft nicht an die besonderen Verhältnisse unserer Patienten (Kleinheit) angepasst sind, sondern an den Geldbeutel des Käufers. Durch „Abspecken" von Sicherheitsvorkehrungen wird das Gerät billiger, das Narkoserisiko für den Patienten jedoch größer.

Verwendet man Lachgas bei Niedrig- oder Minimalflussnarkosen, ist eine Messung der inspiratorischen Sauerstoffkonzentration unerlässlich So kann ein zu niedrig kalkulierter Sauerstoffbedarf in kurzer Zeit zu einer Sauerstoffverarmung des Atemgasgemisches führen. Die für diese Narkoseform angebotenen veterinärmedizinischen Geräte (Stephens, Komesaroff) umgehen diese Gefahr, indem als Trägergas ausschließlich Sauerstoff dient.

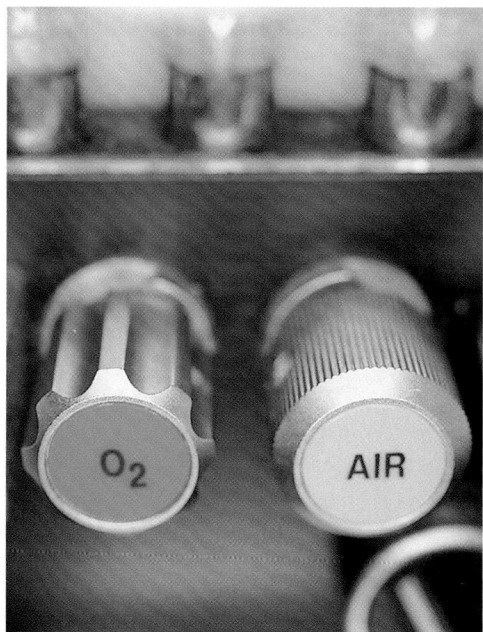

Abb. 1.4 Ventilknöpfe mit Formkodierung.

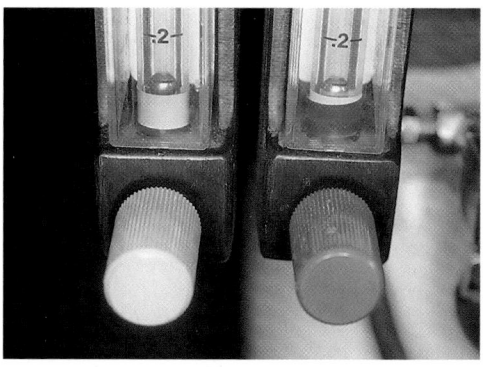

Abb. 1.5 Ventilknöpfe ohne Formkodierung.

Lachgas verursacht eine Dilatation der Hirngefässe und ist deswegen bei Patienten mit erhöhtem intrakraniellem Druck (Schädel-Hirn-Trauma) kontraindiziert. Die beschriebene toxische Wirkungen auf das Knochenmark (eine Inaktivierung von Vitamin B_{12} führt zu einer Synthesestörung der DNA, die vor allem das Knochenmark betrifft) tritt erst bei chronischer Exposition auf und stellt bei Narkosen bis 10 Stunden Länge für den Patienten kein Problem dar.

Da jedoch auch subanästhetisch Lachgaskonzentrationen bei chronischer Exposition zu Schäden führen können, sollte die Arbeitsplatzbelastung möglichst gering gehalten werden. Narkosegasfilter haben keine Wirkung auf Lachgas, sodass für eine Narkosegasableitung und im Optimalfall auch für eine Klimatisierung des Raumes gesorgt werden sollte. Eine Narkoseführung mit reduziertem Frischgasfluss ist ein weiteres Instrument zur Reduktion der Arbeitsplatzbelastung. Bislang hat man in Deutschland (die maximal zulässige Arbeitsplatzkonzentration beträgt mit 100 ppm ein Zehntel der bei monatelanger Exposition toxisch wirkenden Dosis) kein Zusammenhang zwischen Erkrankungen und kontinuierlicher Exposition bei OP-Personal (Humanmedizin) nachweisen können.

Fazit zu Lachgas: Die Reduktion der notwendigen Narkosegaskonzentration und damit der kardiovaskulären Nebenwirkungen ist ein ganz entscheidender Punkt für die Lachgasanästhesie. Die Vorteile einer Lachgasanästhesie sollten allerdings individuell gegen die Nachteile abgewogen werden. So kann der Verzicht auf Lachgas zu Gunsten einer höheren inspiratorischen Sauerstoffkonzentration auch sinnvoll sein (Anämiepatienten).

Möchte man Lachgas verwenden und das zur Verfügung stehende Narkosegerät besitzt keine Lachgasmessröhre, stellt sich die Frage, ob an eine Sauerstoff- oder Luftmessröhre des Narkosegerätes Lachgas angeschlossen werden kann. Dies ist nicht möglich. Da Dichte und Viskosität von Lachgas, Sauerstoff und Luft unterschiedlich sind, haben die Durchflussmessröhren (Rotameter) verschiedene Eichkurven und Graduierungen.

🚹 **Jedes Gas darf nur mit dem passenden Rotameter verwendet werden, eine falsche Durchflussmessröhre führt zu Fehldosierungen.**

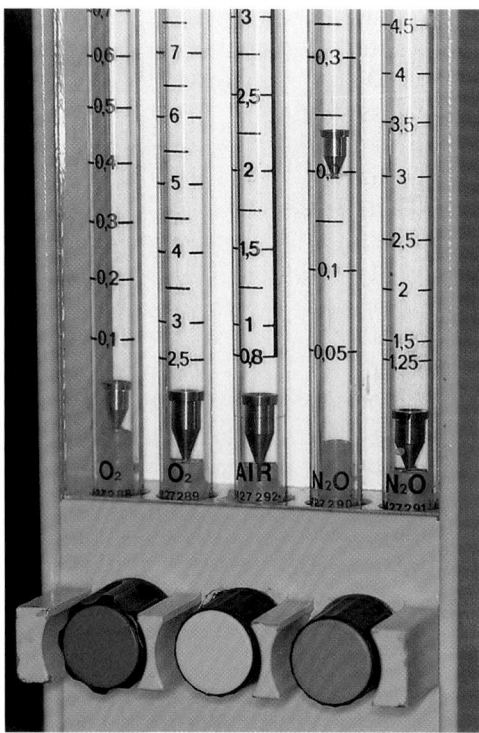

Abb. 1.6 Messröhrenblock.

Luft als Trägergas

Unter anderem wegen der so genannten Sauerstofftoxizität (Schädigung der Lunge, des ZNS und bei Neugeborenen der Augen) werden beim Menschen unnötig hohe Sauerstoffkonzentrationen in der Einatemluft vermieden. Unter Zumischung von Luft oder Lachgas wird genau die Konzentration verabreicht, die ausreicht, um beim gewählten Beatmungsregime einen bestimmten arteriellen Sauerstoffpartialdruck bzw. eine bestimmte Sauerstoffsättigung zu erreichen. Die möglichen Veränderungen durch eine hohe inspiratorische Sauerstoffkonzentration sind bei den in der klinischen Veterinäranästhesie üblichen Narkosezeiten zu vernachlässigen, sodass ohne Bedenken reiner Sauerstoff als Trägergas verwendet werden kann. Hohe inspiratorische Sauerstoffkonzentrationen können bei Spontanatmung des Patienten

den Vorteil haben, dass bei einer bestehenden Atemdepression wenigstens die Sauerstoffaufnahme ausreichend ist (Partialinsuffizienz der Atmung).

Häufig wird ein Zusammenhang zwischen einer hohen inspiratorischen Sauerstoffkonzentration und einer Atemdepression hergestellt. Bei einem wachen Patienten wirkt eine hohe Sauerstoffkonzentration in der Einatemluft nicht atemdepressiv, da die Atmung primär anhand des arteriellen und zentralen Kohlendioxidpartialdrucks gesteuert wird. Bei einer Zunahme des arteriellen Kohlendioxidpartialdrucks erfolgt eine Steigerung des Atemzeitvolumens (Atemantwort). Die Atemantwort auf einen niedrigen arteriellen Sauerstoffpartialdruck oder pH-Wert ist der Regulation anhand des Kohlendioxidpartialdrucks normalerweise untergeordnet (Ausnahme sind bestimmte Erkrankungen z.B. chronisches Asthma): Einige Anästhetika (z.B. Opioide) wirken durch eine Beeinflussung der Steuerung der Atmung atemdepressiv. Folge kann sein, dass die Regulation des Atemzeitvolumens anhand des arteriellen Sauerstoffpartialdrucks „die Überhand gewinnt". In diesem Fall kann eine hohe Sauerstoffkonzentration in der Einatemluft durch den dadurch bedingten hohen arteriellen Sauerstoffpartialdruck zu einer Abnahme des Atemzeitvolumens und damit zu einer Verstärkung der Atemdepression führen. Die Verabreichung von Luft oder einem Luft/Sauerstoff-Gemisch kann diesem Mechanismus entgegenwirken und den Atemantrieb wieder verbessern. So kann eine Reduktion der Sauerstoffkonzentration hilfreich beim Initiieren der Spontanatmung nach kontrollierter Beatmung sein.

Luft als Trägergas kann, abhängig von den technischen Gegebenheiten, auch eine potentielle Gefahr für den Patienten darstellen. Ist das Inhalationsnarkosegerät nicht mit einer Lachgassperre (→ Verabreichung von Luft oder Lachgas) ausgestattet, kann durch die Mischung von Lachgas und Luft ein hypoxisches Gasgemisch erzeugt werden

⚠ Fazit: Luft als Trägergas muss nicht vorhanden sein, kann in Einzelfällen aber hilfreich sein.

Technische oder medizinische Gase?

Die Trägergase Sauerstoff, Luft und Lachgas werden auch als sehr viel kostengünstigere technischen Gasen angeboten. Die Fragen, ob diese auch für Narkosezwecke nutzbar seien, was der Unterschied sei und wo die Gefahren liegen, werden immer wieder gestellt.

Bei der Herstellung von Lachgas können Stickstoffoxid (NO) und Stickstoffdioxid (NO_2) entstehen und als Verunreinigung im Lachgas enthalten bleiben. Aus diesen Substanzen entstehen in den Alveolen Salpeter bzw. salpetrige Säure, die rasch zu einem Lungenödem führen können. Bereits nach wenigen Minuten kann eine Zyanose auftreten, die durch eine Methämoglobinbildung bedingt und deswegen nicht durch Sauerstoffgabe therapierbar ist. Auch das Entstehen einer Bronchopneumonie ist möglich.

Eine zweite mögliche Verunreinigung stellt Wasserdampf im Lachgas dar, er kann zu Problemen bei der Entnahme aus den Druckbehältern führen. Durch die beim Übergang des flüssigen Lachgases in die Gasform entstehende Verdunstungskälte können sich im Entnahmeventil Eiskristalle bilden und das Ventil verstopfen.

Technische und medizinische Gase unterscheiden sich durch die Sicherheitsanforderungen bei Herstellung und Vertrieb so wie durch den Grad ihrer Reinheit. Nach § 2 des Arzneimittelgesetzes sind Sauerstoff und Lachgas als Arzneimittel einzustufen,

Herstellung und Vertrieb der „medizinische Gase" unterliegen damit dem Arzneimittelgesetz. Der Reinheitsgrad der medizinischen Gase muss den Anforderungen des Europäischen Arzneibuches entsprechen. Bei medizinischen Lachgas ist die Wahrscheinlichkeit einer Verunreinigung durch Sicherheits- und Qualitätsvorschriften heute extrem gering. Die Gefahr von Komplikationen bei Anwendung von technischem Lachgas ist kaum kalkulierbar. Auch hier gilt, dass sich nur schwer ein Gutachter finden wird, der bei einem Zwischen- oder Todesfall ein entlastendes Gutachten für den technische Gase verwendenden Tierarzt verfassen wird.

Aufnahme und Verteilung von Inhalationsanästhetika

Die Aufnahme und Verteilung eines Inhalationsanästhetikums folgt rein physikalischen Gesetzmäßigkeiten. Dies ist nicht nur die Grundlage der guten Steuerbarkeit der Inhalationsanästhesie, sondern bedingt auch die gute Vorhersehbarkeit und die im Vergleich zur Injektionsnarkose sehr viel geringeren individuellen Unterschiede. Dadurch ergeben sich auch diverse, über die Wahl der Verdampfereinstellung hinausgehende Einflussmöglichkeiten des Anästhesieführenden. Aus diesem Grund sind Kenntnisse über Aufnahme, Verteilung und Elimination eines Inhalationsanästhetikums auch bei der praktischen Durchführung einer Inhalationsanästhesie hilfreich.

Bei der Inhalationsanästhesie ist die Narkosetiefe abhängig vom Partialdruck des Anästhetikums im Gehirn. Der Partialdruck im Gehirn und in anderen Geweben steht im Gleichgewicht mit dem Partialdruck in Blut und Alveolen. Der Partialdruck in der Alveolarluft ist deswegen von zentraler Bedeutung bei der Inhalationsanästhesie.

Auf ihn hat der Narkoseführende verschiedene Einflussmöglichkeiten. So ist der alveoläre Partialdruck abhängig von der inspiratorisch eingestellten Anästhetikakonzentration. Erhöht man diese, erreicht man schneller die gewünschte alveoläre Konzentration und nimmt dadurch Einfluss auf die Geschwindigkeit des Einschlafen und auf die Narkosetiefe.

Die alveoläre Konzentration/der alveoläre Partialdruck ist aber auch abhängig von der Ventilation des Patienten. Je höher das Atemzeitvolumen ist, umso schneller wird die gewünschte alveoläre Konzentration und damit die angestrebte Narkosetiefe erreicht. Da alle klinisch eingesetzten volatilen Inhalationsanästhetika atemdepressiv wirken, verzögern sie das Einschlafen des Patienten.

❗ Möchte man schnell eine Änderung der Narkosetiefe erreichen, sollte man den Patienten (kurzfristig) beatmen und so sein Atemzeitvolumen erhöhen. Dies gilt für die Aufnahme des Inhalationsanästhetikums, d.h. fürs Einschlafen, ebenso wie für die Elimination/das Erwachen.

Eine besondere Situation besteht beim hechelnden Hund. Er bewegt fast ausschließlich das Gas im anatomischen Totraum hin und her, nimmt damit praktisch kein Narkosegas in die Alveolen auf und kann so die angestrebte Narkosetiefe nie erreichen. Häufig ergibt sich sogar ein Circulus vitiosus: der Hund hechelt, weil er wach ist, er bleibt wach, weil er hechelt. Durch Beatmung des Patienten wird dieser Teufelskreis durchbrochen: Inhalationsanästhetikum gelangt in die Alveolen, der Patient schläft ein und atmet dann häufig ruhig.

Die Aufnahme des Anästhetikums aus der Alveole ins Blut hängt von dessen Löslichkeit (Blut/Gas-Verteilungskoeffizient), dem Herzzeitvolumen und der Partial-

druckdifferenz zwischen Alveole und Blut (alveolo-pulmonalvenöse Partialdruckdifferenz) ab.

Entsprechend dem Partialdruckgradienten zwischen Alveole und Blut wird das Anästhetikums solange in das Blut aufgenommen und dort physikalisch gelöst, bis sich die Partialdrücke in Blut und Alveole angeglichen haben. Wie viel Inhalationsanästhetikum bis zum Partialdruckausgleich aufgenommen werden muss und damit wie lange das dauert, hängt von dessen Löslichkeit im Blut ab. Gleiche Partialdrücke sind nicht mit gleichen Konzentrationen gleichzusetzen. Abhängig vom Blut/Gas-Koeffizienten können die Anästhetikakonzentrationen in beiden Phasen verschieden sein, obwohl die Partialdrücke gleich sein. So liegt beim Isofluran mit einem Blut/Gas-Koeffizienten von 1,4 im Gleichgewichtszustand eine alveoläre Konzentration von 1 Vol.-% (1 ml Isofluran/100 ml Alveolargas) vor, im Blut sind aber 1,4 ml Isofluran/100 ml gelöst. Bei gleichem Partialdruck ist die Blutkonzentration also 1,4 mal höher als die alveoläre Konzentration. Beim Sevofluran (Blut/Gas-Koeffizient 0,69) ist hingegen die Konzentration in der Alveole auch nach Partialdruckausgleich höher als die im Blut. Der Partialdruck eines gut löslichen Anästhetikum steigt langsam an, da mehr Substanz aufgenommen werden muss, um den Partialdruck im Blut zu erhöhen. Es braucht deshalb eine längere Zeit, um die für die Aufnahme ins Gehirn notwendige Konzentration zu erreichen. Der Anästhesieführenden hat so durch die Wahl des Anästhetikums Einfluss auf die Geschwindigkeit des Einschlafens.

❗ Je größer die Blutlöslichkeit des Inhalationsanästhetikums ist, desto langsamer verlaufen die Narkoseeinleitung bzw. das Einschlafen und auch das Erwachen.

Um das aufgrund der hohen Löslichkeit verzögerte Anfluten der Narkose abzukürzen, kann das Inhalationsanästhetikum initial in einer höheren als später für die Aufrechterhaltung der Narkose notwendigen inspiratorischen Konzentration zugeführt werden.

Der Anästhesieführende kann die Geschwindigkeit der Aufnahme des volatilen Anästhetikums zusätzlich durch die Nutzung des Second-gas-Effekt steigern. Durch Verwendung einer hohen inspiratorischen Lachgaskonzentration wird das gleichzeitig verabreichte Inhalationsanästhetikum schneller aufgenommen.

Je höher das Herzzeitvolumen ist, umso mehr „narkosegasarmes" Blut fließt durch den Lungenkreislauf und umso mehr Anästhetikum wird ins Blut aufgenommen. Als Folge fällt die alveoläre Konzentration und damit der Partialdruck ab, sodass auch der Partialdruck im arteriellen Blut bei hohem Herzzeitvolumen niedriger ist. Theoretisch wird dadurch der Eintritt eines Gleichgewichtes verzögert. Da bei hohem Herzzeitvolumen jedoch mehr Anästhetikum zu den Geweben transportiert wird, steigt der Partialdruck im Gewebe und damit im Gehirn schneller an, sodass insgesamt das Herzzeitvolumen wenig Einfluss auf die Zeit bis zur Einstellung eines Gleichgewichtes hat. Allerdings ist die Bedeutung des Herzzeitvolumens umso größer, je höher die Löslichkeit des Inhalationsanästhetikums ist.

Treibende Kraft der Gasaufnahme ist die Partialdruckdifferenz zwischen Alveole und Blut. Je größer die Partialdruckdifferenz, desto größer ist die in das Blut aufgenommene Menge an Inhalationsanästhetikum. Der Partialdruck im Blut wird durch die Aufnahme des Anästhetikums in die Gewebe ständig erniedrigt. Erst wenn die Gewebe mit dem arteriellen Partialdruck im Gleichgewicht stehen, bleibt dieser hoch und auch die Partialdruckdifferenz zwischen Blut und Alveole verschwindet. Dann ist die Gleichgewichtsphase erreicht und es findet keine Gasaufnahme mehr statt. Der Anästhesieführende kann durch Wahl einer hohen inspiratorischen Anästhetikakonzentration den alveolären Partialdruck hoch und damit die alveolo-pulmonalvenöse Partialdruckdifferenz groß halten. Er fördert so die Aufnahme von Anästhetikum ins Blut und beschleunigt das Erreichen des für die angestrebte Narkosetiefe notwendigen Partialdrucks im Gehirn.

Die Aufnahme des Anästhetikums in Gewebe hängt von dessen Gewebelöslichkeit, der Partialdruckdifferenz zwischen Blut und Gewebe sowie der Gewebedurchblutung bzw. dem Verhältnis von Gewebevolumen zur Gewebedurchblutung ab. So wird in Gehirn, Herz, Leber und Niere mit einem niedrigen Verteilungskoeffizienten und guter Durchblutung schnell eine Partialdruckausgleich zwischen Blut und Gewebe erreicht. Die Muskulatur benötigt trotz niedrigem Koeffizienten wegen der schlechten Durchblutung etwas die 20-fache Zeit. Fettgewebe hat einen hohen Löslichkeitskoeffizienten, sodass hier große Mengen Inhalationsanästhetikum gespeichert werden können. Allerdings wird wegen der sehr schlechten Durchblutung während einer normalen Narkoselänge kein Gleichgewicht zwischen Blut und Fettgewebe erreicht, weder für schlecht noch für gut lösliche Anästhetika. Trotzdem kann bei sehr adipösen Tieren die Speicherung im Fettgewebe der Grund für eine langdauernde Elimination des Inhalationsanästhetikums und ein verzögertes Erwachen am Narkoseende sein.

● **MAC (Minimale alveoläre Konzentration)**

Definition:
1 MAC ist definiert als die alveoläre Konzentration eines Anästhetikums, bei welcher 50% der Patienten keine gezielten Abwehrbewegungen auf einen definierten Schmerzreiz (z.B. Hautinzision) machen.

Aussage:
Die MAC ermöglicht einen Vergleich der Potenz verschiedener Inhalationsanästhetika.

Praxis der Inhalationsanästhesie:
Aus der MAC leitet sich keine allgemeingültige Dosierungsempfehlung für die praktische Anästhesie ab, da die beim Patienten benötigte Konzentration von vielen Faktoren abhängt (z.B. Art der Narkoseeinleitung). Die MAC kann nur als Orientierung für die Wirkungsstärke und damit für die zu wählende Konzentration dienen. Häufig wird das 1,5-fache der minimalen alveolären Konzentration als Dosierungsempfehlung gegeben. Werden mehrere Anästhetika gleichzeitig eingesetzt, so addieren sie sich in ihrem Effekt. 0,5 MAC Isofluran zusammen mit 0,5 MAC Lachgas entsprechen in ihrer Wirkung einer Isoflurankonzentration von 1 MAC.

● **Löslichkeitskoeffizient**

Definition:
Das Verhältnis der Gaskonzentrationen in jedem von zwei Kompartimenten (z.B. Alveolargas-Blut), wenn ein Gleichgewichtszustand (gleiche Partialdrücke) zwischen den beiden Kompartimenten besteht.

Aussage:
Der Löslichkeitskoeffizient oder Blut/Gas-Verteilungskoeffizient bestimmt die Anflutungsgeschwindigkeit eines Anästhetikums.

Praxis der Inhalationsanästhesie:
Je schlechter löslicher ein Inhalationsanästhetikum ist, umso weniger Anästhetikum wird ins Blut aufgenommen und dort gelöst. Da wenig Anästhetikum aus der Alveole ins Blut aufgenommen wird, sinkt der alveoläre Partialdruck kaum. Die Partialdrücke von Alveole, Blut und Gehirn äquilibrieren sich schnell. Da erst in dieser Gleichgewichtsphase die angestrebte Narkosetiefe erlangt wird, dauert das Einschlafen bei schlecht löslichen Inhalationsanästhetika kurz, bei gut löslichen länger. Ähnlich verhält es sich mit der Aufwachphase.

● **Dampfdruck**

Definition:
Druck, der sich in einem vollständig evakuierten Gefäß bildet, wenn ein flüssiges Inhalationsanästhetikum hineingebracht wird und sich vollständig äquilibriert.

Aussage:
Der Dampfdruck ist ein Maß für die Verdampfbarkeit eines Inhalationsanästhetikums, er ist ein spezifisches Merkmal eines jeden volatilen Anästhetikums und wird nur durch die Temperatur beeinflusst.

Praxis der Inhalationsanästhesie:
Die unterschiedlichen Dampfdrücke der Inhalationsanästhetika sind der Grund für die Notwendigkeit spezifischer Präzisionsverdampfer. Sie führen bei Verwendung von Universalverdampfern dazu, dass die Skalierung je nach verwendetem Anästhetikum und Temperatur ganz unterschiedliche Narkosegaskonzentrationen widerspiegelt.

2

Narkosesysteme

Bei der Beschreibung von Narkosesyste-men werden Begriffe verwendet, deren Definition spätestens bei der Differenzie-rung von „halboffen" und „halbgeschlos-sen" schwer fällt. Verständlich werden die Begriffe, wenn man sie zwei Gruppen zuordnet: Einige der Begriffe beschreiben die technische Konzeption eines Gerätes, die anderen funktionelle Kriterien. Die Einordnung eines Narkosesystems fällt leichter, wenn man zunächst Konzeption und Funktion getrennt betrachtet, auch wenn manche technischen Konzeptionen nur bestimmte Funktionen zulassen:

► Bei der Betrachtung der **technischen Konzeption** wird nach der Möglichkeit zur Rückatmung und dem Vorhanden-sein eines Gasreservoirs gefragt.

► Bei der Einteilung nach **funktionellen Kriterien** werden der Frischgaszufluss, die Gasaufnahme durch den Patienten, sein Atemzeitvolumen und die Menge des Überschussgases verglichen.

Differenzierung nach der technischen Konzeption

Rückatemsystem

Technische Konzeption: Rückatemsyste-me realisieren die Möglichkeit, dem Patien-ten seine Ausatemluft nach Zumischung von Frischgas in der Inspiration erneut zuzuleiten. Da die dabei mögliche Kohlen-dioxidanreicherung ausgeschlossen wer-den muss, ist obligater Bestandteil und Erkennungsmerkmal eine Vorrichtung zur Elimination des Kohlendioxids. Das Frisch-gas stammt aus einem Frischgasreservoir.

Beispiele: Kreissystem, Pendelsystem (un-üblich).

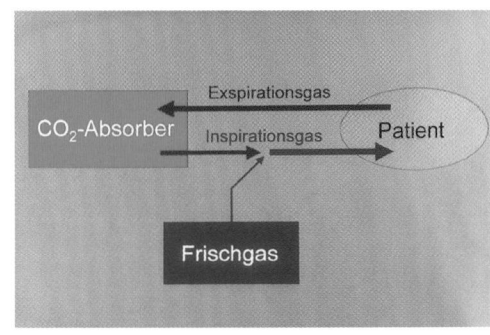

Abb. 2.1 Rückatemsystem.

Nicht-Rückatemsystem

Technische Konzeption: Die gesamte Aus-atemluft (oder mindestens das kohlen-dioxidbeladene alveoläre Ventilationsvolu-men) wird aus dem System entfernt und durch Frischgas aus einem Frischgasreser-voir ersetzt.

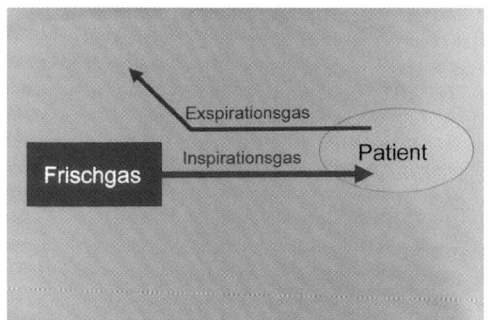

Abb. 2.2 Nicht-Rückatemsystem.

▶ Beim *ventilgesteuerten* Nicht-Rückatem-system wird dies durch ein patienten-nahes Ventil erreicht, das die Ausatem-luft aus dem System leitet. Eine Rück-atmung ist ausgeschlossen.

  Beispiele: Ambu-Paedi-System, einige Narkosebeatmer.

▶ Beim *flowgesteuerten* Nicht-Rückatem-system wird die Ausatemluft durch einen hohen Frischgasfluss aus dem System verdrängt. In- und Exspirations-weg sind nicht getrennt. Bei fehlerhaft eingestelltem Frischgasfluss besteht deswegen die Möglichkeit der uner-wünschten Kohlendioxidrückatmung.

  Beispiele: Bain-System, Ayresches T-Stück, Mapleson-Systeme.

System ohne Reservoir

Technische Konzeption: Diesen einfachen, technisch recht uneinheitlichen Systemen fehlt ein Frischgasreservoir, sodass ein unkontrollierter inspiratorischer Einstrom von Luft aus der Atmosphäre möglich ist.

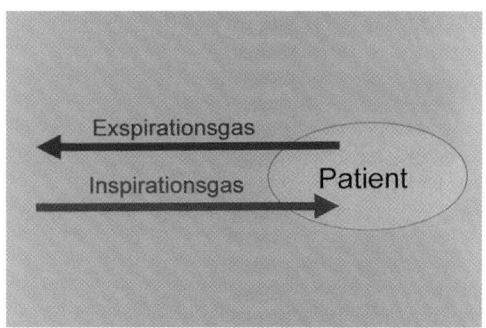

Abb. 2.3 System ohne Reservoir.

Beispiele: Schimmelbusch-Maske, einfa-cher Narkosekasten.

Differenzierung nach funktionellen Kriterien
Geschlossenes Narkosesystem

Frischgasfluss: ≙ Patientenaufnahme
Rückatmung: vollständig
Überschussgas: –

Funktionelle Kriterien: Das ins System eingeleitete Frischgas entspricht in Zu-sammensetzung und Volumen genau der Menge an Sauerstoff, Lachgas und volatilem Anästhetikum, die der Patient zu diesem Zeitpunkt aufnimmt.

Verbindung zur technischen Konzeption: Diese Art der Narkoseführung ist nur in einem Rückatemsystem möglich, da das gesamte Ausatemgas rückgeatmet werden muss. Nur so ist das Gasvolumen im System groß genug. Es gibt kein Überschussgas, das Überschussgasabströmventil ist geschlos-sen.

Beispiele: Kreissystem im Minimalflow-Betrieb, Stephens-Narkosegerät

Halbgeschlossenes Narkosesystem

Frischgasfluss: Gasaufnahme < Frischgasfluss < Atemzeit-
volumen
Rückatmung: flussabhängig
Überschussgas: flussabhängig

Funktionelle Kriterien: Der in das System eingeleitete Frischgasfluss ist größer als die Gasaufnahme durch den Patienten, aber kleiner als sein Atemminutenvolumen.

Verbindung zur technischen Konzeption: Auch hier ist ein Rückatemsystem nötig, da ein Teil des Ausatemgases rückgeatmet werden muss. Je höher der Frischgasfluss ist, umso kleiner ist der Rückatemanteil und umso größer ist das Volumen an Überschussgas. Damit das zuviel eingeleitete Gas abströmen kann, muss das Überschussgasabströmventil offen sein.

Beispiele: Kreissystem mit niedrigem Frischgasfluss.

Halboffenes Narkosesystem

Frischgasfluss: ≥ Atemzeitvolumen
Rückatmung: keine
Überschussgas: flussabhängig groß

Funktionelle Kriterien: Der Frischgaszufluss ist gleich dem Atemminutenvolumen des Patienten oder größer.

Der Patient atmet reines Frischgas.

Verbindung zur technischen Konzeption: Bei diesem System ist keine Möglichkeit zur Rückatmung notwendig. Das klassische halboffene System ist deswegen ein Nicht-Rückatemsystem. Wählt man im Rückatemsystem den Frischgasfluss höher als das Atemminutenvolumen, wird auch dieses System als halboffenes betrieben.

Beispiele: Kreissystem mit hohem Frischgasfluss, Bain-System, diverse Narkosebeatmer.

Offenes Narkosesystem

Frischgasfluss: ???
Rückatmung: ???
Überschussgas: ???

Funktion: Exakte Kontrolle der Zusammensetzung des eingeatmeten Narkosegases ist nicht möglich. Ein adäquates Frischgasreservoir fehlt, abhängig vom Atemzugvolumen kommt es zum unkontrollierten Zustrom von Raumluft oder zu unkontrollierbaren Veränderungen der Narkosegaskonzentration.

Verbindung zur technischen Konzeption: Einfache Systeme ohne Reservoir sind häufig offene Systeme.

Beispiele: Schimmelbusch-Maske.

3

Das Inhalationsnarkosegerät

Der scheinbar „undurchsichtige" Aufbau eines Narkosegerätes verleidet dem einen oder anderen Kollegen den Einstieg in die Inhalationsanästhesie. Auch fällt es manchmal schwer, wenn man mit einem neuen oder unbekannten Gerät konfrontiert wird, die einzelnen Bauteile und ihre Funktion anzusprechen. Leichter wird dies, wenn man sich den grundsätzlichen Bau eines Narkosegerätes vor Augen führt und fragt: Welche Komponenten sind unbedingt notwendig? Wie könnten diese aussehen? Wo muss ich sie suchen?

Wir möchten auf diese Art das im deutschsprachigen Raum hauptsächlich verwendete Narkosesystem, das Kreissystem, beschreiben.

Das Prinzip des Recyclings wird bei der Inhalationsnarkose schon seit vielen Jahren genutzt. Der Patient atmet einen großen Teil des eingeatmeten Sauerstoffs ebenso wie Stickstoff, Edelgase, Lachgas und Narkosegase unverändert wieder aus. Diese Gase können von ihm wieder eingeatmet, also „zurückgeatmet", und somit „recycelt" werden.

Tab. 3.1 Zusammensetzung von Einatem- und Ausatemgas

	Einatemgas		**Ausatemgas**	
Normale Atmung	Sauerstoff[1]	21 Vol.-%	Sauerstoff[1]	16 Vol.-%
			Kohlendioxid[2]	5 Vol.-%
	Stickstoff[3]	79 Vol.-%	Stickstoff[3]	79 Vol.-%
	Edelgase[3]	<1 Vol.-%	Edelgase[3]	<1 Vol.-%
Inhalationsanästhesie Erhaltungsphase	Sauerstoff[1]	33 Vol.-%	Sauerstoff[1]	28 Vol.-%
			Kohlendioxid[2]	5 Vol.-%
	Lachgas[1]	66 Vol.-%	Lachgas[1]	66 Vol.-%
	Isofluran[1]	1 Vol.-%	Isofluran[1]	1 Vol.-%

[1] Recycling sinnvoll, [2] Gas störend, [3] Gas inert

Nur zwei Probleme ergeben sich:

► Ein Teil des Sauerstoffs ist verbraucht worden und muss wieder ersetzt werden.

► Das ausgeatmete Kohlendioxid sollte nicht wieder eingeatmet werden. Es muss, bevor der Patient die Ausatemluft wieder zurückatmet, entfernt werden.

Das Recycling wird in der Regel dadurch realisiert, dass die Ausatemluft in einem Kreis wieder zum Patienten zurückgeleitet wird („Kreissystem"). Aus den beiden Aspekten „das Kohlendioxid muss aus dem System entfernt werden" und „der Patient atmet im Kreis" können die Bausteine eines Narkosesystems recht einfach abgeleitet werden.

Die Patienteneinheit

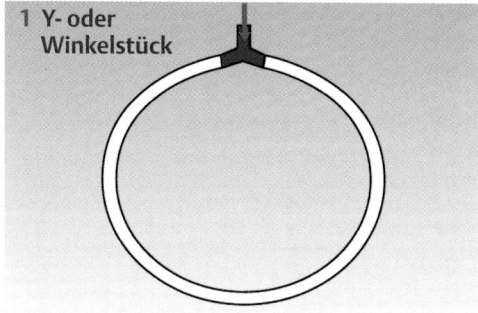

1 Y- oder
   Winkelstück

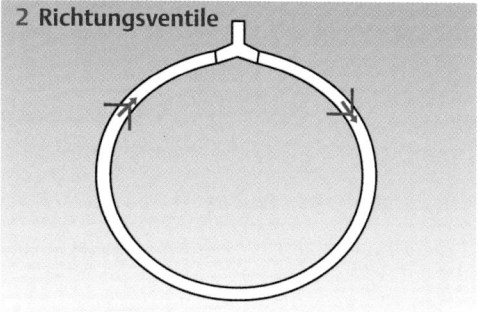

2 Richtungsventile

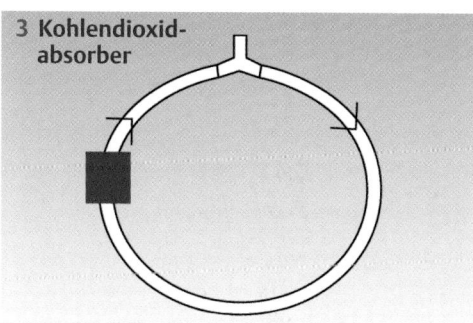

3 Kohlendioxid-
   absorber

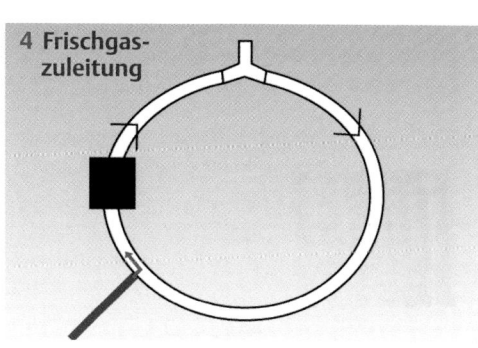

4 Frischgas-
   zuleitung

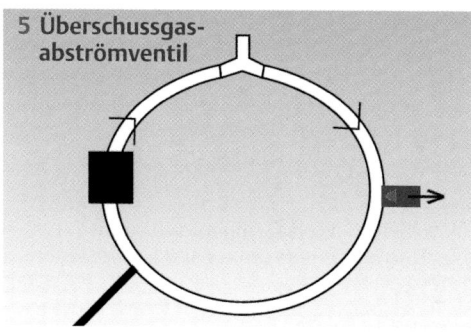

5 Überschussgas-
   abströmventil

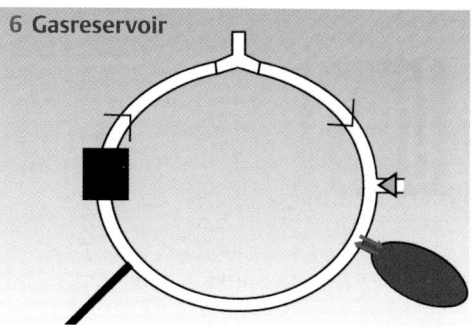

6 Gasreservoir

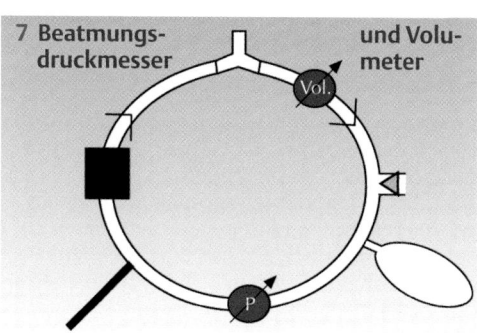

7 Beatmungs-   und Volu-
   druckmesser   meter

Y- oder Winkelstück

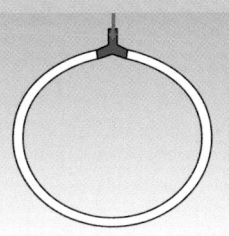

Grundlage der Patienteneinheit ist ein kreisförmig angeordnetes System aus Schläuchen und Rohren, das mit einem Y- oder Winkelstück mit dem Endotrachealtubus des Patienten, oder einer Maske, verbunden ist.

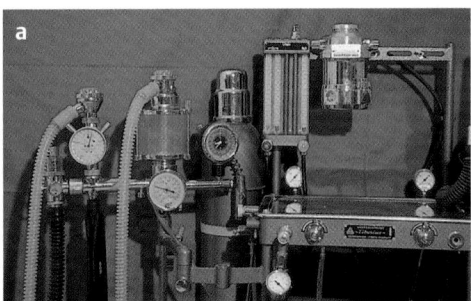

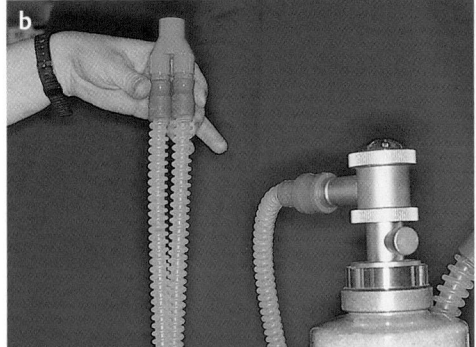

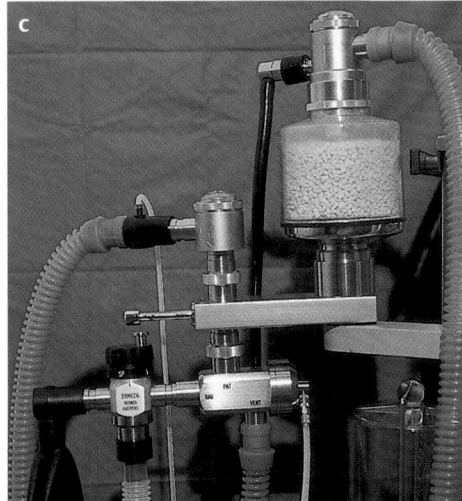

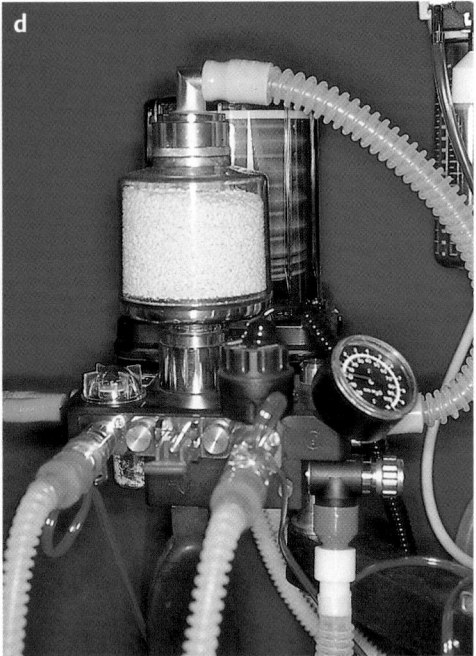

Abb. 3.1a Ein älteres Inhalationsnarkosegerät mit Patienteneinheit (links) und Gasdosiereinrichtung (Mitte).

Abb. 3.1b Die Patienteneinheit eines aktuellen Narkosegerätes, angeschlossen sind Schläuche mit kleinem Durchmesser und ein Y-Stück mit geringem Totraum (Ulmer Set) für einen Patienten < 10 kg.

Abb. 3.1c Ein modern gestaltetes, aber traditionell aufgebautes Narkosekreissystem. Die zusätzlich sichtbaren hellen Gasleitungen dienen der Überwachung bzw. Steuerung.

Abb. 3.1d Ein modernes Kompaktkreissystem. Der bei einem traditionellen System noch nachvollziehbare Kreis ist hier durch den Einbau der Komponenten in einen Block nicht mehr erkennbar.

Richtungsventile

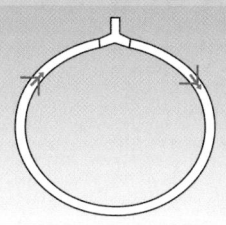

Damit das Gas in diesem System im Kreis strömt und so wieder zum Patienten zurückgelangt, müssen Richtungsventile vorhanden sein. Sie lassen die Einatmung nur in eine Richtung, die Ausatmung in die andere zu.

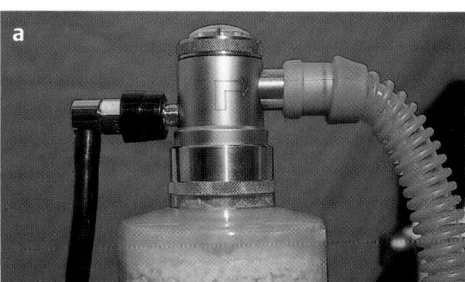

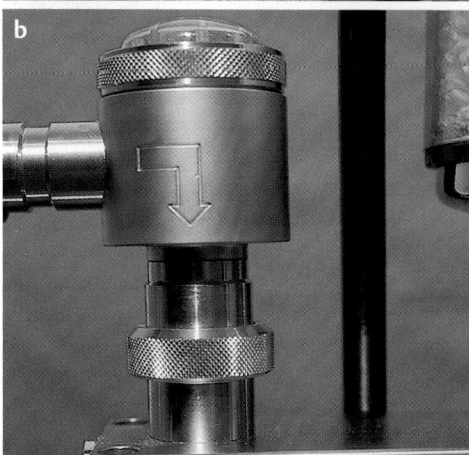

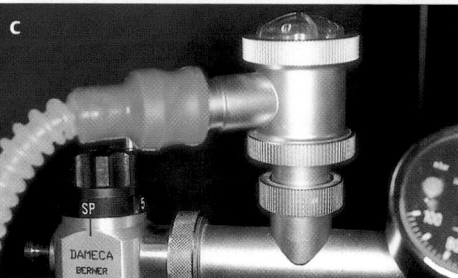

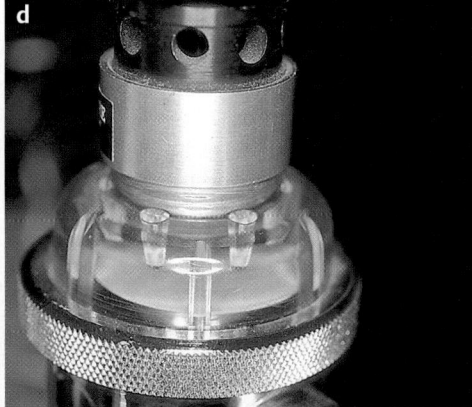

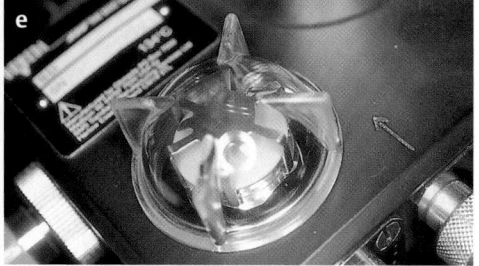

Abb. 3.2a Ein auf dem Kohlendioxidabsorber aufsitzendes Richtungsventil. Der Pfeil zeigt die Richtung des Gasflusses an und macht das Ventil so klar als Inspirationsventil kenntlich.
Abb. 3.2b Das dazugehörige Exspirationsventil.
Abb. 3.2c Diese Art von Exspirationsventil wird von vielen Firmen verwendet.
Abb. 3.2d Das Exspirationsventil ist hier mit einem Sicherheitsventil kombiniert. Dieses öffnet gegen die Raumluft, wenn im System ein Druck unter 0,5 mbar erreicht wird, das System also leer ist. Es verhindert so das Ersticken eines Patienten, wenn kein oder zu wenig Frischgas zugeführt wird bzw. ein zu kleiner Reservoirbeutel gewählt wurde.
Abb. 3.2e In den Block eines Kompaktkreissystems eingelassenes Richtungsventil.

Kohlendioxidabsorber

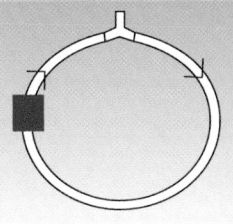

Wegen der Rückatmung des Ausatemgases ist ein Kohlendioxidabsorber obligater Bestandteil eines Narkosekreissystems.

In der Regel ist der Absorber nicht, wie erwartet, dort zu finden wo Kohlendioxid ins System gelangt, also im Ausatemschenkel, sondern im Einatemschenkel. Auf diese Weise wird das Kohlendioxid nicht sofort aus dem System gefiltert, sondern erst kurz bevor der Patient wieder erreicht wird. Dies ist dann von Vorteil, wenn der Patient seine Ausatemluft nur partiell wieder zurückatmet (halbgeschlossenes System). Da nur der unbedingt notwendige, wirklich rückgeatmete Teil der Ausatemluft durch den Absorber strömt, nicht jedoch der aus dem System abströmende Anteil, verbraucht sich der Atemkalk weniger schnell. Die patientennahe Anordnung des Atemkalkbehälters nutzt außerdem die bei der Kohlendioxid-Bindung freiwerdende Wärme und Feuchtigkeit optimal zur Erwärmung und Anfeuchtung des Inspirationsgases.

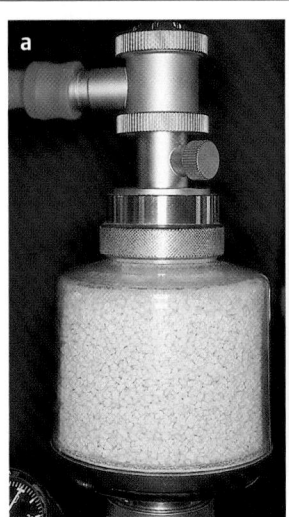
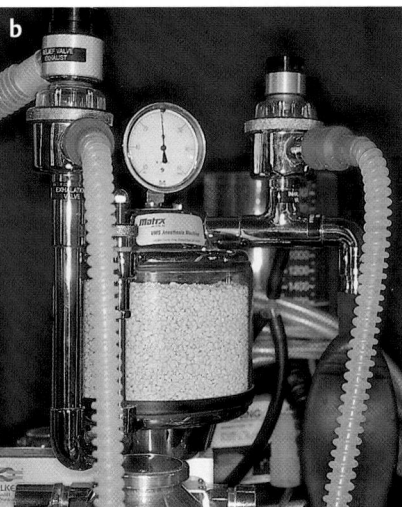
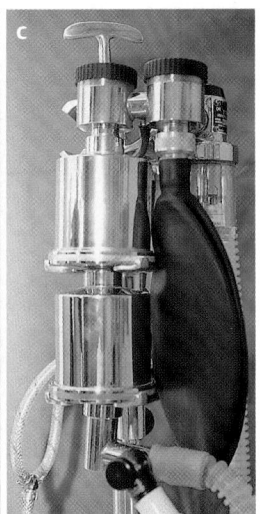

Abb. 3.3a Kohlendioxidabsorber mit Inspirationsventil. Der Atemkalkbehälter und Ventil werden nur aufgesteckt, so kann der Absorber einfach und schnell, auch während einer Narkose, gewechselt werden.
Abb. 3.3b Bei diesem Modell wird eine Deckplatte, auf der das Inspirationsventil, der Ansatz für den Atembeutel und ein Beatmungsdruckmesser montiert sind, auf den Kohlendioxidabsorber aufgeschraubt. Ein Wechsel des Atemkalkes während einer Narkose ist kaum möglich.
Abb. 3.3c Kohlendioxidabsorber des Stephens Narkosegerätes. Die Behälter sind vollständig aus Metall, so dass man nicht sehen kann, ob der Atemkalk verbraucht ist. Über dem Atemkalkbehälter sind die beiden Richtungsventile zu sehen.

Frischgaszuleitung

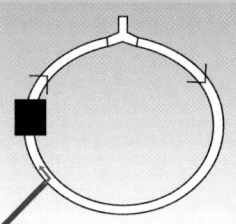

Da der verbrauchte Sauerstoff und die aufgenommenen Narkosegase ersetzt werden müssen, ist die Einleitung von Frischgas in das Kreissystem nötig. Bei vielen Narkosegeräten gibt es zwei alternative Stellen zur Zuleitung des Frischgases. Beide haben Vor- und Nachteile: So werden bei der Nutzung der patientennahen Möglichkeit Änderungen der Gaszusammensetzung schneller „beim Patienten ankommen", bei der eher patientenfernen Zuleitung ist die Erwärmung und Anfeuchtung des Frischgases besser.

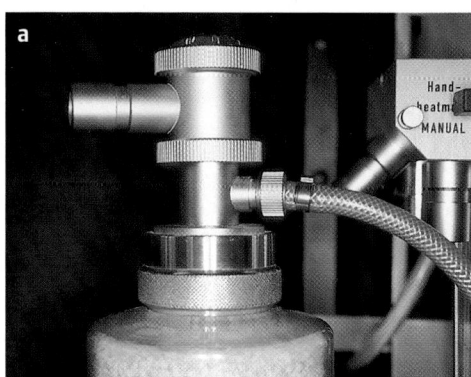

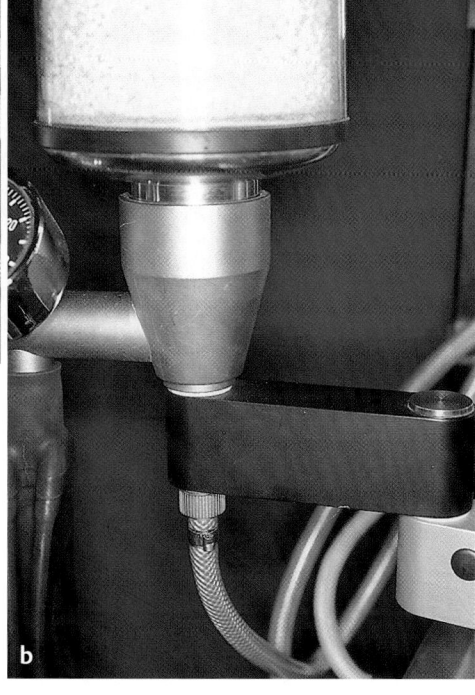

Abb. 3.4a Patientennahe Zuleitung des Frischgases direkt am Inspirationsventil.
Abb. 3.4b Patientenferne Zuleitung des Frischgases am Kohlendioxidabsorber.

Überschussgasabströmventil

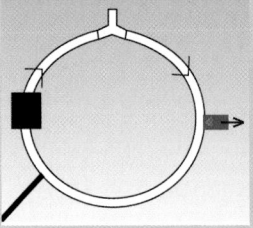

Im System muss eine Möglichkeit bestehen, dass überschüssiges Gas abströmen kann. Ohne ein Überschussgas- abströmventil würde das System nur dann funktionieren, wenn genau das vom Patienten verbrauchte oder aufgenommene Gas ersetzt würde (geschlossenes System).

Würde mehr Frischgas zuströmen, nähme der Druck im System immer mehr zu.

Das bei Spontanatmung in offener Stellung zur passiven Gasabgabe dienende Ventil hat bei Beatmung des Patienten eine zweite Funktion. Als Überdruckventil begrenzt es den bei der Beatmung ausgeübten Druck im System auf einen vom Anästhesieführenden eingestellten Wert. Es verhindert so zu hohe Beatmungsdrücke und durch sie bedingte Lungenschäden. Notwendig ist es auch zur Überprüfung der Dichtigkeit des Narkosesystems.

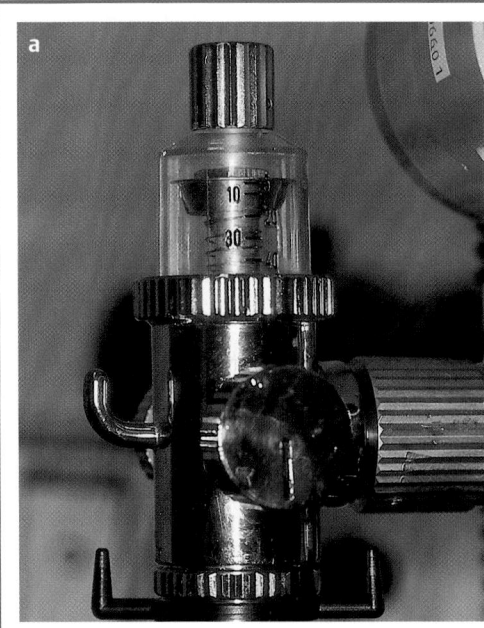

Abb. 3.5a Überschussgasabström-/Überdruckventil. Weist die Markierung am Drehknopf nach unten, ist das Ventil offen und funktioniert als Abströmventil. Zeigt die Markierung nach oben, ist das Ventil als Überdruckventil in Funktion, die gewünschte Druckbegrenzung kann dann durch Drehen der Rendelschraube auf dem Ventil eingestellt und an der Skala in cmH$_2$O/mbar kontrolliert werden. Bei einigen dieser Ventile kann der Drehknopf in eine waagerechte Stellung gebracht werden, das System ist dann vollständig geschlossen (Dichtigkeitsprüfung).

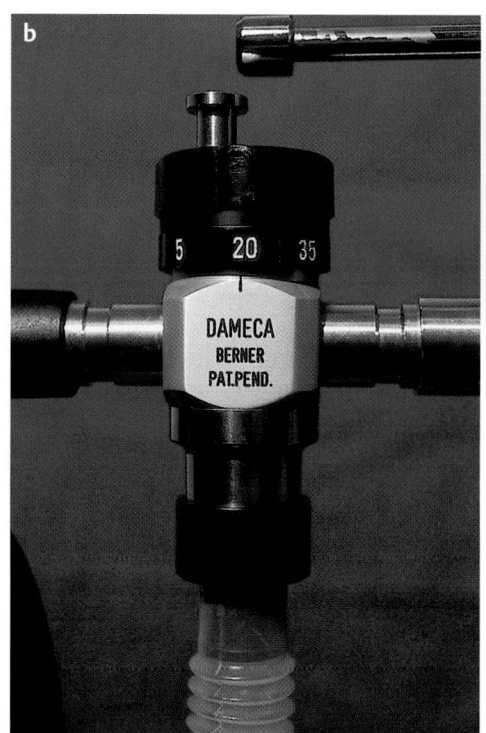

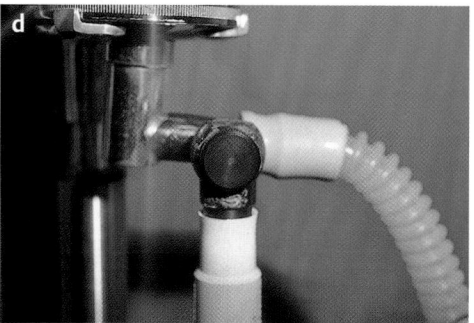

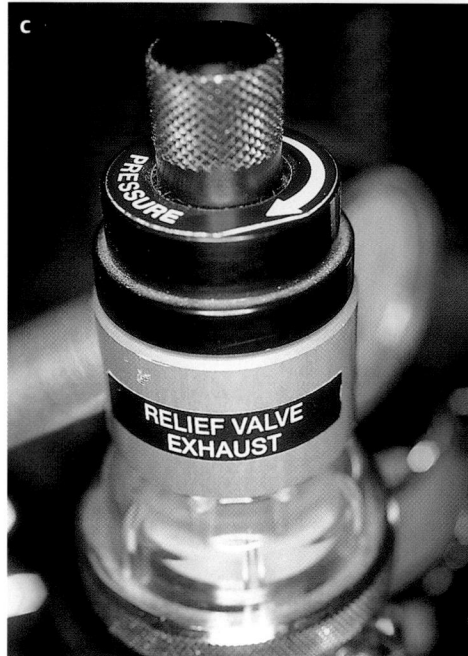

Abb. 3.5 b Ein so genanntes Berner Ventil: In der Stellung SP (Spontanatmung) ist es als **Abströmventil** offen, bei Wahl eines Zahlenwertes teilweise, in der Stellung CL (Closed) vollständig verschlossen. Bei unerwünschtem Druckanstieg im System kann durch Hochziehen der auf dem Ventilknopf sitzenden Schnellentlastung (hier aluminiumfarben) ein schneller Druckausgleich erreicht werden.

Abb. 3.5c Ein auf dem Expirationsventil aufsitzendes Überschussgasabström- bzw. Überdruckventil. Da das Ventil keine Skalierung aufweist, muss die eingestellte Druckgrenze am Beatmungsdruckmesser kontrolliert werden.

Abb. 3.5d **Überschussgasabströmventil** des Stephens-Narkosegerät. Auch dieses Ventil weist keine Skalierung auf. Da das Gerät ein geschlossenes System ist, ist das Ventil im Normalbetrieb verschlossen.

Gasreservoir

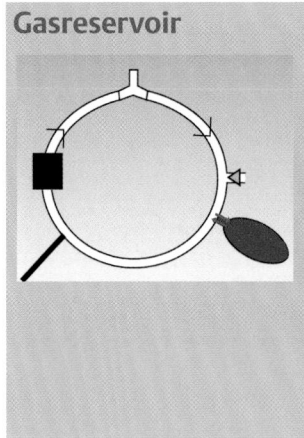

Mit den bisher besprochenen Komponenten könnte das System nur mit Patienten betrieben werden, deren Atemzugvolumen kleiner ist als das Volumen des Kreissystems aus Schläuchen, Rohren und dem Atemkalkbehälter. Um auch größere Atemzugvolumina möglich zu machen, benötigt das System ein Gasreservoir, aus dem ein solcher Patient schöpfen kann. Als Reservoir dient der Atembeutel. Auch er hat bei einer manuellen Beatmung des Patienten eine zweite Funktion und dient dann als „Beatmungsbeutel": durch Kompression des Beutels wird der Patient beatmet.

Beatmungsdruckmesser, Volumeter

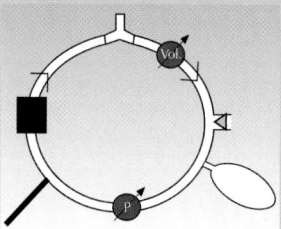

Neben diesen obligaten Bestandteilen eines Narkosekreissystems können noch Beatmungsdruckmesser (wichtig für die Dichtigkeitsprüfung und zur Überwachung des Beamtungsdruckes) und Volumeter (Überwachung des Atemzug-/ -zeitvolumens bei Spontanatmung und Beatmung) integriert sein.

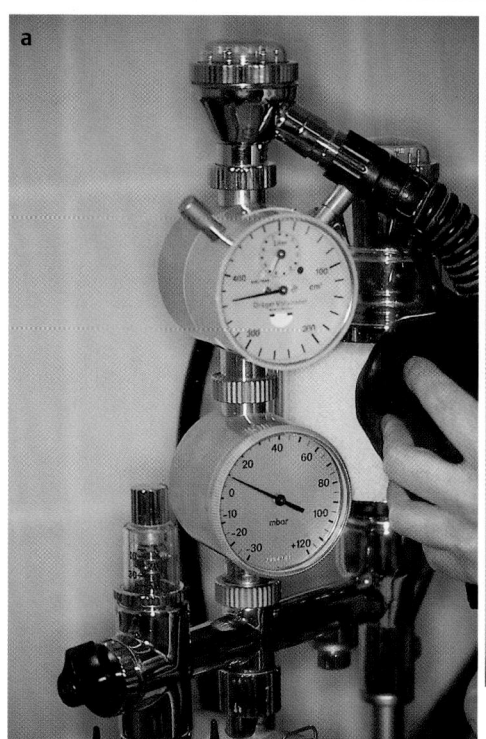

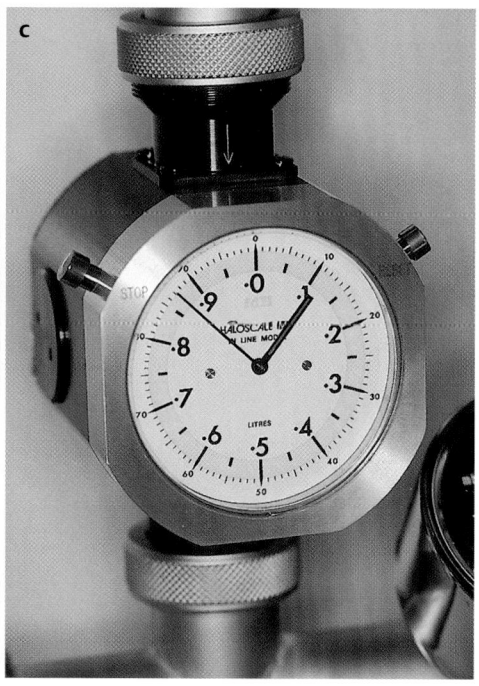

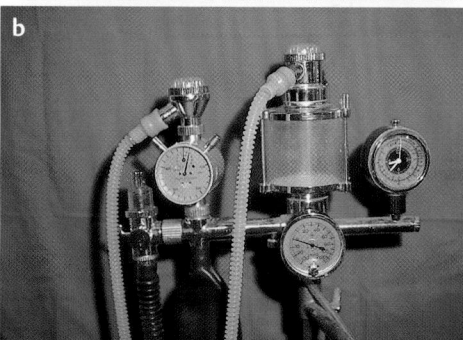

Abb. 3.7a Beatmungsdruckmesser (unten) und mechanisches Volumeter (oben) im Exspirationsschenkel eines Kreissystems.
Abb. 3.7b Beatmungsdruckmesser (Mitte), Volumeter (links) und eine Stoppuhr (rechts) an einem älteren Narkosesystem. Das Volumeter ist häufig im Exspirationsschenkel zu finden, der Beatmungsdruckmesser kann an verschiedenen Stellen platziert sein.
Abb. 3.7c Modernes mechanisches Volumeter.

Gasmisch- und -dosiereinrichtungen

Alle Bauteile, die der Gasdosierung dienen, befinden sich außerhalb der eigentlichen Patienteneinheit. Dadurch wird eine vom Atemzug- und -zeitvolumen des Patienten unabhängige Gaszusammensetzung und -dosierung garantiert. Anders ist dies bei Systemen mit einem Universalverdampfer (Stephens-Gerät, Kommesaroff-System); er ist in den Patiententeil des Narkosegerätes integriert. Die abgegebenen Narkosegas-konzentrationen sind patientenabhängig (Atemzeitvolumen)!

Die so genannten Trägergase Sauerstoff, Lachgas und Luft stammen in der Regel aus Gasflaschen. Seit einigen Jahren werden auch Geräte angeboten, die mittels eines integrierten Kompressors Druckluft und aus dieser mit Hilfe eines Molekülfilters Sauerstoff selbst erzeugen.

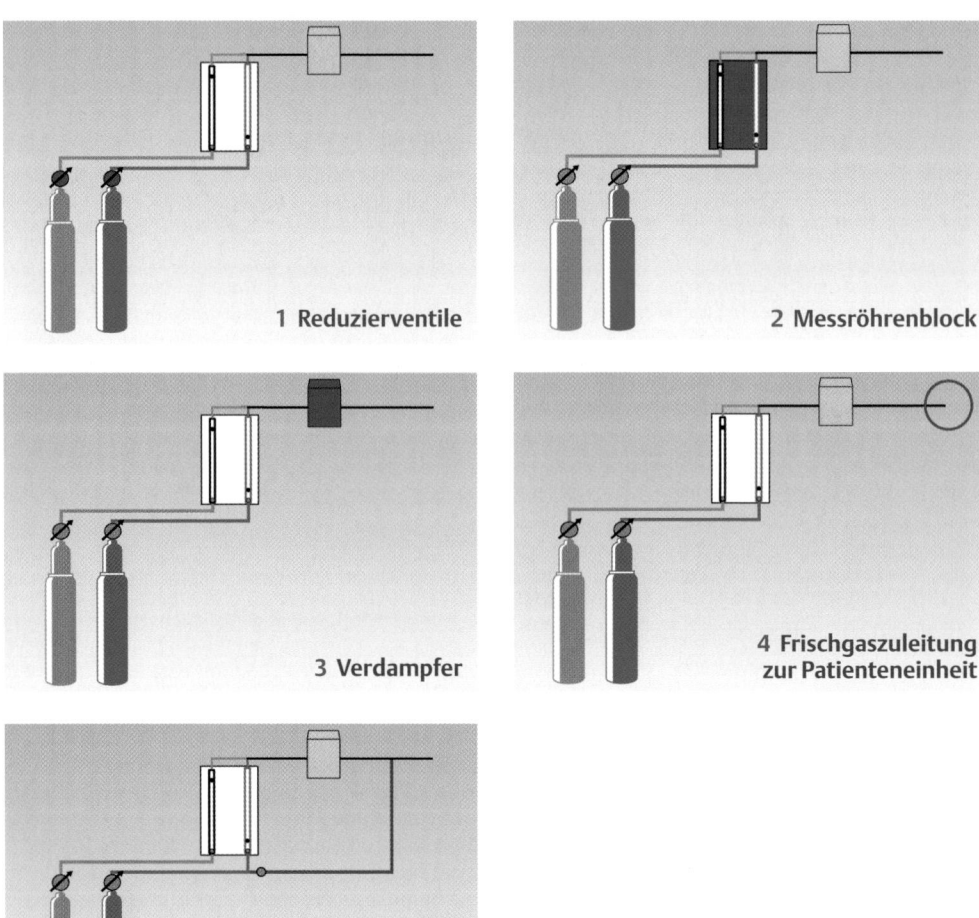

1 Reduzierventile

2 Messröhrenblock

3 Verdampfer

4 Frischgaszuleitung zur Patienteneinheit

5 Sauerstoffbypass

Reduzierventile

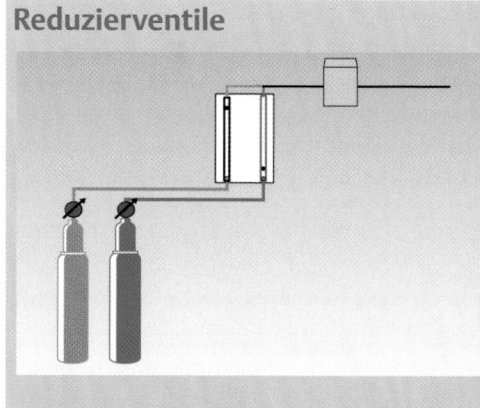

Da der Gasdruck in den Gasflaschen sehr hoch ist (Sauerstoff ca. 200 bar, Lachgas ca. 50 bar), wird er beim Ausströmen des Gases mit Hilfe eines auf der Flasche montierten Reduzierventils auf einen Arbeitsdruck von 3,5–5 bar gemindert.

Die für jedes Gas spezifischen, auch Druck-minderer genannten, Reduzierventile sind stets mit einem Manometer kombiniert, der den Gasdruck in der Flasche anzeigt. An manchen Geräte kann mit einem zweiten Manometer der erreichte Arbeitsdruck kontrolliert werden.

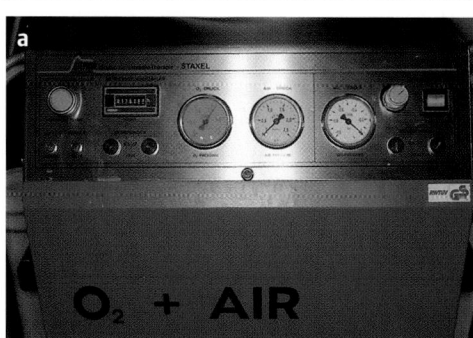

Abb. 3.8a Druckluft-, Sauerstoff- und Vakuumerzeuger.

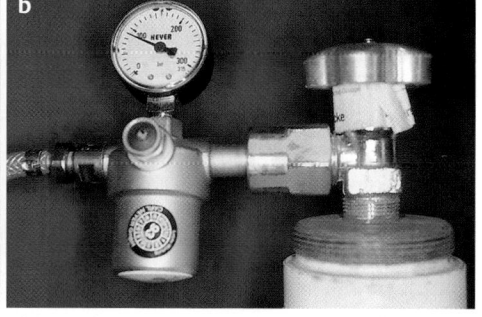

Abb. 3.8b Reduzierventil (Druckminderer) und Manometer einer Sauerstoffflasche.

Messröhrenblock

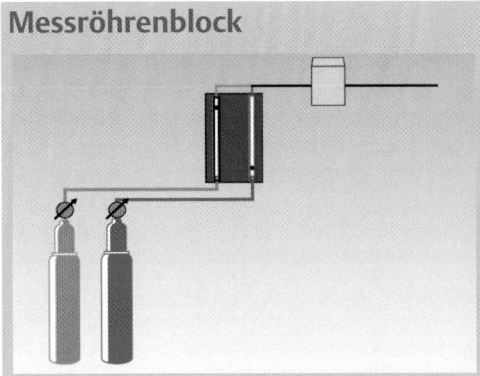

Von den Reduzierventilen aus gelangt das Gas durch ein Schlauchsystem zum Messröhrenblock. Dort erfolgt die Dosierung von Sauerstoff und fakultativ Lachgas und/ oder Luft. Mit Hilfe der gläsernen Gasfluss- messröhren (Flowmeter) wird die in die Patienteneinheit einströmende Menge von Gas in Litern/Minute eingestellt. Bei herkömmlichen Narkosegeräten kann man nicht direkt die gewünschte Konzentration von Sauerstoff oder Lachgas einstellen. Die erreichten Konzentrationen ergeben sich aus dem Verhältnis der Gasflüsse zueinander.

So wird eine Sauerstoffkonzentration von etwa 30 Vol.-% erreicht, wenn 1 l/min Sauerstoff und 2 l/min Lachgas eingestellt wurden. Einige moderne Narkosegeräte besitzen elektronisch gesteuerte Flowmeter, hier kann im Unterschied dazu die gewünschte Sauerstoffkonzentration und der Gesamtfrischgasfluss gewählt werden.

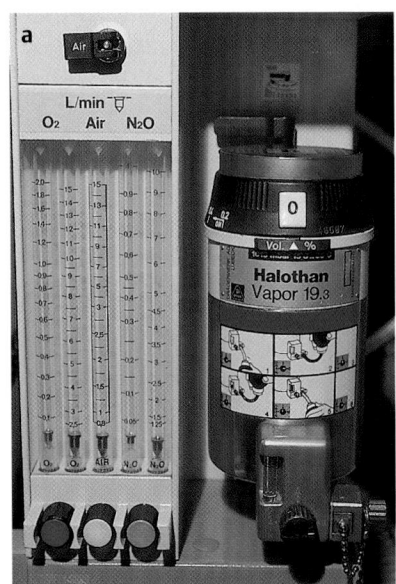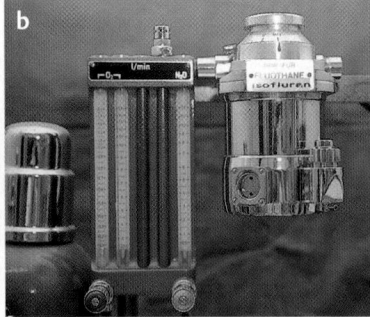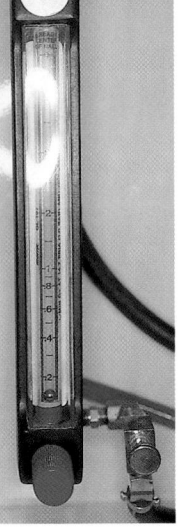

Abb. 3.9a Messröhrenblock (O_2, N_2O, Luft) und Verdampfer. Für Sauerstoff und Lachgas gibt es jeweils eine fein eingeteilte Messröhre für niedrige Gasflüsse und eine grob eingeteilte für hohe. Über den Flowmetern befindet sich ein Umschalter zwischen Lachgas und Luft. Unter den Dosierknöpfen ist der Hebel zum Aktivieren des Sauerstoffbypasses (O_2- Flush) lokalisiert. Der Halothan-Verdampfer besitzt eine Sicherheitsfüllvorrichtung.

Abb. 3.9b Messröhrenblock (O_2, N_2O) und Verdampfer der älteren Generation. Das Gerät besitzt keine Lachgassperre. Der Sauerstoffflush ist an anderer Stelle lokalisiert. Der für Isofluran umgewidmete Halothan-Verdampfer besitzt keine Sicherheitsfüllvorrichtung.
Abb. 3.9c Einfacher **Messröhrenblock** für Sauerstoff mit Sauerstoffflush (alufarbener Knopf rechts).

Verdampfer

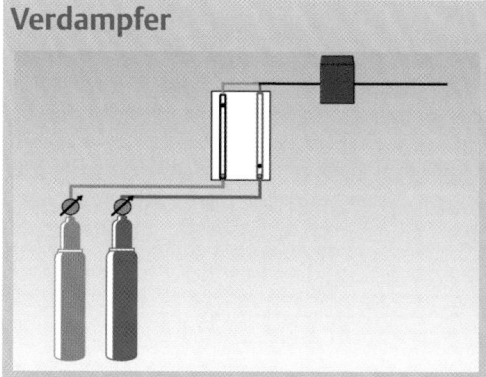

Aus den Flowmetern des Messröhrenblockes strömen die verschiedenen Gase in eine gemeinsame Gasleitung, die zum Verdampfer führt. Dort wird das eigentliche Narkosegas zugemischt. Seine Dosierung erfolgt anhand der Skala des Präzisionsverdampfers in Volumenprozent.

Der relativ komplizierte Aufbau und die Anordnung außerhalb der Patienteneinheit garantieren eine von Frischgasfluss, -zusammensetzung, Umgebungstemperatur und Atemzeitvolumen nahezu unabhängige Narkosegasabgabe des Verdampfers. An einigen älteren Verdampfern ist ein Raumthermometer angebracht, das mit Hilfe der besonderen Skalierung eine Kompensation der Raumtemperatur ermöglicht. Bei den neuen Verdampfern ist diese unnötig.

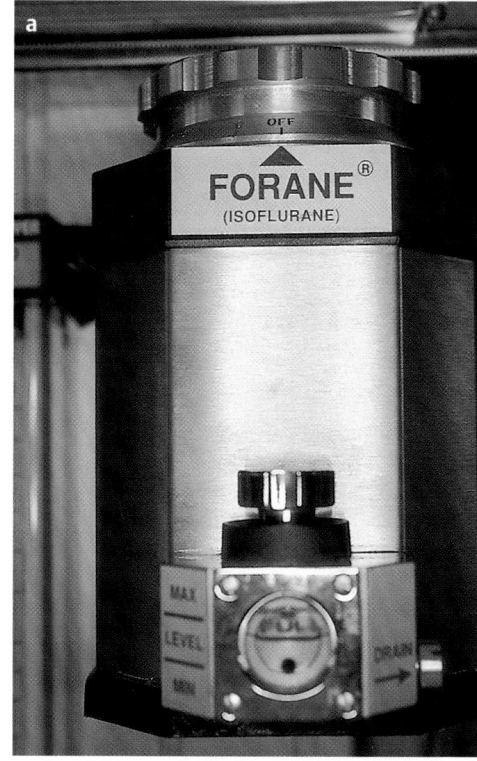

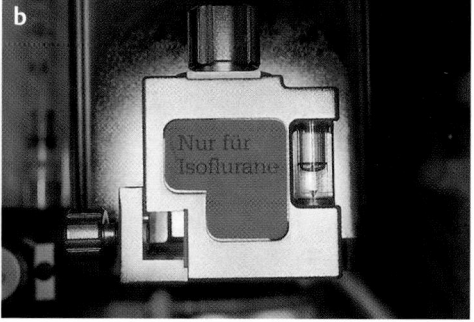

Abb. 3.10a Isofluranverdampfer ohne Sicherheitsfüllvorrichtung. Isofluran wird „frei Hand" in die Einfüllvorrichtung (schwarzer Ring) gegossen (Belastung des Personals).
Abb. 3.10b Sicherheitsfüllvorrichtung eines Isofluranverdampfers. Das Befüllen erfolgt als geschlossenes System mit Hilfe eines speziellen Einfüllschlauches.

Frischgaszuleitung zur Patienteneinheit

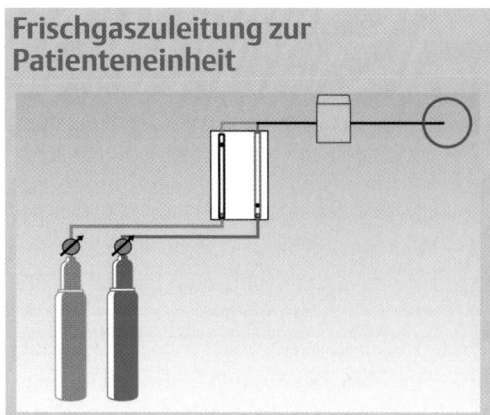

Erst hinter dem Verdampfer wird das Frischgas, nun aus Trägergas und Narkosegas bestehend, in die Patienteneinheit eingeleitet.

Sauerstoffbypass

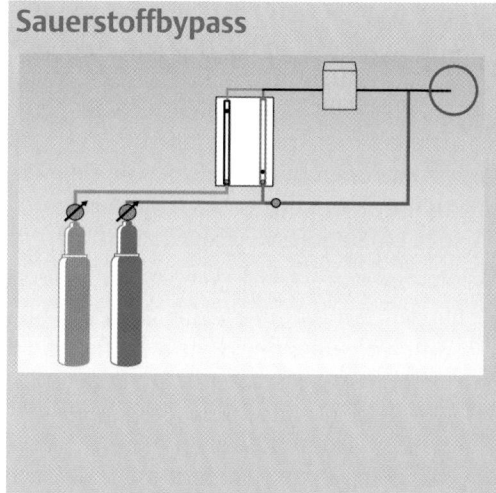

Viele Geräte besitzen eine zusätzliche Gasleitung, die Sauerstoff am Messröhrenblock und am Verdampfer vorbeiführt und sich erst kurz vor der Patienteneinheit wieder mit der übrigen Gasleitung verbindet. Mit Hilfe dieses Sauerstoffbypasses kann im Notfall garantiert narkosegasfreier Sauerstoff mit hohem Fluss (z.B. 35 l/min) ins System eingeleitet werden. Der Knopf zum Aktivieren des Bypasses befindet sich häufig in der Nähe des Messröhrenblocks. Ein Sauerstoffbypass ist in der Humanmedizin seit einigen Jahren zwingend vorgeschrieben, in der Tiermedizin fehlt er bei älteren oder preisgünstigen Narkosegeräten häufig.

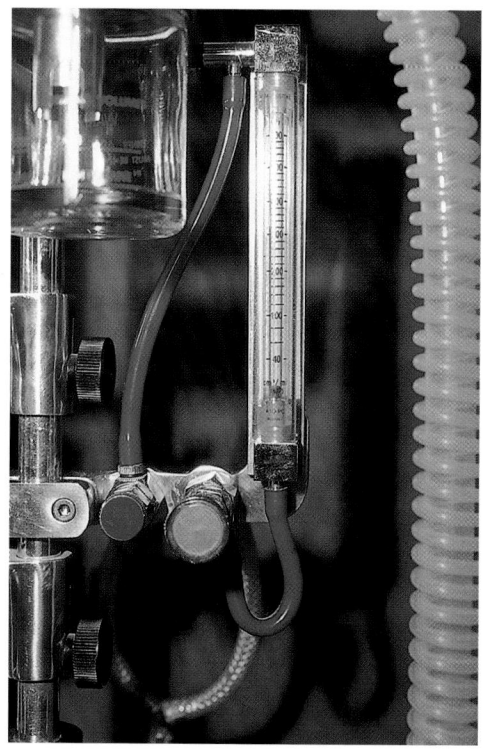

Abb. 3.11 Sauerstoffmessröhre des Stephens-Gerätes. Links neben der Messröhre befindet sich der **Sauerstoffbypass** (roter Knopf), der hier nur die Messröhre umgeht, da der Universalverdampfer in der Patienteneinheit lokalisiert ist. Links oben im Bild der Glasbehälter des Verdampfers.

Vorteile und Nachteile des Rückatemsystems

Vorteile

Das Recycling der Ausatemluft im Rückatemsystem schont Patient, Tierarzt und Umwelt:

▶ Der Patient atmet angefeuchtetes und angewärmtes Gas ein, so werden die Epithelien im Respirationstrakt geschont und der Patient verliert weniger Wärme (keine Erwärmung des Gases durch den Patienten, keine Verdunstungskälte).

▶ Der Tierarzt spart durch den geringeren Gasverbrauch Kosten.

▶ Es gelangen weniger Lachgas und Inhalationsanästhetika in den Raum (geringere Arbeitsplatzbelastung) und in die Atmosphäre (Lachgas ist Mitverursacher des Treibhauseffektes).

Nachteile

▶ Durch die Notwendigkeit der Kohlendioxidabsorption ist das Rückatemsystem technisch aufwendiger als viele Nicht-Rückatemsysteme. Der höhere technische Aufwand bedeutet auch höhere Anschaffungskosten.

▶ Die Mischung des Einatemgases aus „recyceltem" Ausatemgas und Frischgas macht die Einschätzung der realen Zusammensetzung des Inspirationsgases schwieriger als im Nicht-Rückatemsystem, wo Inspirationsgas gleich Frischgas ist. Im Rückatemsystem ist das Risiko einer fehlerhaften, für den Patienten schädlichen Zusammensetzung des Einatemgases deswegen größer.

▶ Der Widerstand ist im Rückatemsystem durch das Volumen des Systems und durch die Richtungsventile höher als bei vielen Nicht-Rückatemsystemen.
Der Patient muss eine höhere Atemarbeit leisten, um gegen diesen Widerstand ins System auszuatmen. Klinisch relevant wird dies allerdings nur bei sehr kleinen Patienten. Für diese wird von einigen Autoren deshalb die Verwendung eines Nicht-Rückatemsystems (z.B. Bain-System) vorgeschlagen.

Das Kreissystem ist ein vielfältig einsetzbares Narkosesystem, da die Möglichkeit zur Rückatmung verschiedene Arten der Narkoseführung zulässt. Je nach Erfahrung, Sicherheitsanspruch und Sparsamkeit des Narkoseführenden, den Möglichkeiten der Überwachung und der Größe des Patienten kann es abhängig vom gewählten Frischgasfluss als halboffenes, halbgeschlossenes oder geschlossenes System verwendet werden. Je nach Wunsch können so die Vorteile dieser verschiedenen Konzepte genutzt werden.

4

Die Intubation des Patienten

Eine Inhalationsanästhesie sollte bei Hund und Katze als Intubationsnarkose geführt werden. Viele Vorteile der Inhalationsanästhesie – wie zum Beispiel die kostengünstige Narkoseführung im Rückatemsystem – können nur so genutzt werden. Eine Intubation ist außerdem Voraussetzung für eine suffiziente Beatmung. Sie ist damit das wichtigste Instrument zur Vorbeugung und Behandlung einer Ateminsuffizienz, -depression oder eines Atemstillstandes.

Vorteile der Intubation

! **Der Endotrachealtubus sichert und kontrolliert den Atemweg.**

Gaumensegel, Zunge und vorfallendes Gewebe können das Lumen des Endotrachealtubus nicht einengen. Bei brachyzephalen Rassen sollte deshalb auch bei einer Injektionsanästhesie erwogen werden, die Tiere zu intubieren.

Wird ein Tubus mit Blockmanschette verwendet, ist das Tubuslumen der einzige Weg, den die Atemluft passieren kann. Das hat den Vorteil der „absoluten Kontrolle" über den Atemweg. Sie garantiert bei der Inhalationsnarkose, dass nur Gas aus dem Inhalationsnarkosegerät und nicht, wie bei der Maskennarkose möglich, zusätzlich Raumluft eingeatmet wird. Dies ist Voraussetzung dafür, dass die verabreichten Narkosegas- und Sauerstoffkonzentrationen kontrolliert werden können und damit Grundlage der Steuerung der Inhalationsanästhesie. Auch ist die optimale Nutzung der Rückatmung und damit die Narkose im halbgeschlossenen oder geschlossenen System nur bei einer Intubationsnarkose möglich. Damit ist die Intubation die Basis zur Reduktion der Kosten sowie der Belastung von Umwelt und Personal durch einen niedrigen Frischgasfluss. Die Intubation garantiert nicht nur, dass der Patient keine Raumluft einatmet, sondern auch, dass er kein Narkosegas in die Raumluft ausatmet. Sie ist deshalb eine wichtige Maßnahme zur Verminderung der Narkosegasbelastung des Personals.

Steht nur der Tubus als Atemweg zur Verfügung, birgt dies auch Gefahren für den Patienten. Ist das Tubuslumen durch Schleim, Blut oder Eiter verlegt oder der Tubus ab-

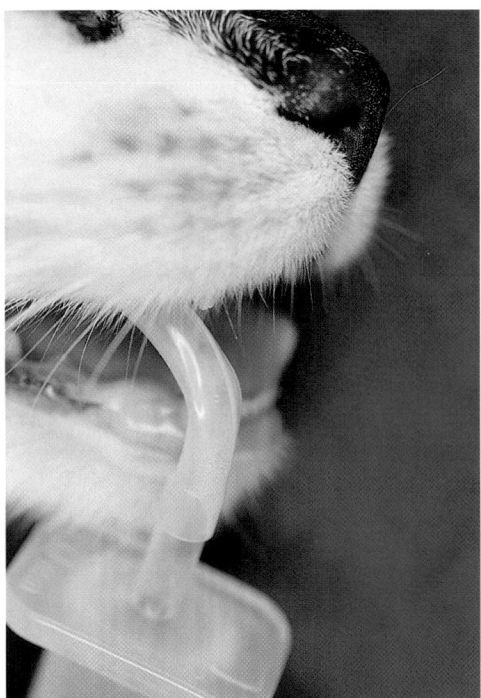

Abb. 4.1 Abgeknickter Tubus mit dadurch eingeengtem Lumen.

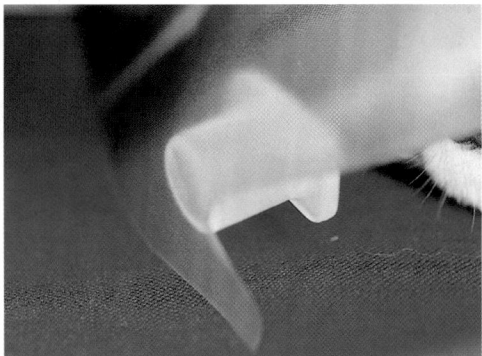

Abb. 4.2 Durch ein Abdecktuch verlegte Tubusöffnung bei einem nicht an ein Narkosegerät gekoppelten Patienten.

🛑 **Eine Intubation ist Voraussetzung für eine suffiziente Beatmung.**

Nur durch eine Intubation ist gewährleistet, dass bei einer Beatmung das verabreichte Gasvolumen in die Lunge gelangt. Beatmet man über eine Maske, strömt – abhängig von ihrer Passform – ein großer Teil des Gases in die Umgebung statt in das Tier. Ein Teil des Gasvolumens gelangt statt in Trachea und Lunge in Ösophagus und Magen. Nur ein kaum abschätzbarer Teil gelangt wirklich in die Lunge. Ob dieser einen ausreichenden Gaswechsel gewährleistet, ist fraglich. Das in den Magen strömende Gas führt zu einer Volumen- und Druckzunahme im Magen, dadurch werden die Exkursionen von Zwerchfell und Thorax zunehmend eingeschränkt, die Beatmung wird schwieriger und insuffizienter.

geknickt (Abb. 4.1), kann der Patient ersticken.

🛑 **Besonders gefährdet sind Patienten, die intubiert, aber nicht an ein Narkosegerät angekoppelt sind: Hier kann das Abdecktuch am proximalen Tubusende wie ein Ventil wirken und den Tubuseingang verlegen.**

🛑 **Ein Endotrachealtubus verhindert eine Aspiration.**

Voraussetzung ist, dass ein Tubus mit Blockmanschette (Cuff) verwendet wird. Der Cuff verschließt den Raum zwischen Tubusaußenseite und Trachealwand und verhindert so, dass Material am Tubus vorbei in die Trachea läuft. Allerdings kann Erbrochenes, Blut, Flüssigkeit etc. bis zum Cuff fließen. Dies muss bei der Extubation eines solchen Patienten beachtet werden.

Endotrachealtuben
Material und Wanddicke

Wiederverwendbare Tuben werden aus **rotem Gummi** angeboten (Abb. 4.3). An der relativ rauen Oberfläche dieser Tuben haften Sekrete oder Blut gut an. Die Säuberung des Tubusinneren lässt sich bei diesen undurchsichtigen Tuben praktisch nicht

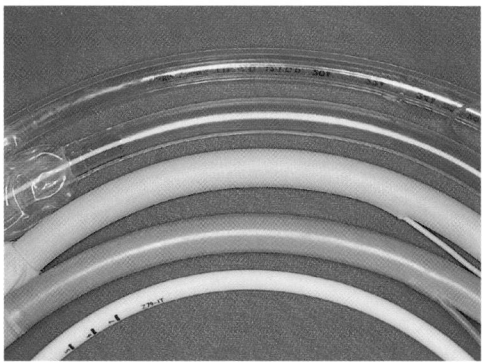

Abb. 4.3 Tuben aus verschiedenen Materialien.

überprüfen. Durch Hitzesterilisation oder auch durch längere Lagerung kann das Material angegriffen werden. Häufig wird dann zunächst die Blockmanschette porös und undicht. Gummituben passen sich auch bei Körpertemperatur schlechter an die Körperformen an und neigen außerdem eher zum Abknicken als Tuben aus anderen Materialien.

Auch Endotrachealtuben aus **Silikongummi** sind zur wiederholten Verwendung bestimmt. Da die Tuben durchsichtig bzw. durchscheinend sind, lässt sich ihre Reinigung gut kontrollieren. Die relativ teuren Tuben können autoklaviert werden und reagieren im Gegensatz zu den anderen Materialien nicht mit Körpergeweben.

Heute wird am häufigsten **Polyvinylchlorid (PVC)** verwendet. PVC-Tuben sind relativ weich und irritieren die Schleimhäute nicht. Bei Erwärmung passen sie sich gut an die natürlichen Biegungen der oberen Atemwege an. Die Oberfläche ist glatt. Je nach Transparenz des Materials kann die Säuberung mäßig bis sehr gut kontrolliert werden. Die Tuben sind für den Einmalgebrauch bestimmt. Eine erneute Verwendung scheint uns nach Säuberung und chemischer Desinfektion ohne Probleme möglich, sie wird von humanmedizinischen Autoren jedoch kritisch diskutiert. PVC-Tuben können nicht autoklaviert wer-

den, sie verformen sich unter Hitzeeinwirkung. Vor einer wiederholten Gassterilisation mit Ethylenoxid wird wegen der möglichen Entstehung toxischer Produkte gewarnt.

Nylon (relativ hart, rau, chemische Gewebsschäden nicht ausgeschlossen, kein Autoklavieren möglich), Teflon (hart, glatte Oberfläche, autoklavierbar, resistent gegen Chemikalien, teuer) und Polyethylen (relativ hart, resistent gegen Chemikalien, nicht autoklavierbar, Sterilisation mit Ethylenoxid möglich) und diverse firmenspezifische Mischungen sind weitere Alternativen.

Man sollte unbedingt auf die Stärke der **Tubuswand** achten. Da der Außendurchmesser des Tubus durch den Tracheal-

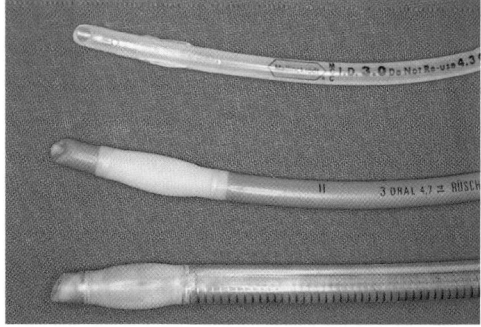

Abb. 4.4 Tuben mit jeweils 3 mm Innendurchmesser, aber sehr unterschiedlichem Außendurchmesser.

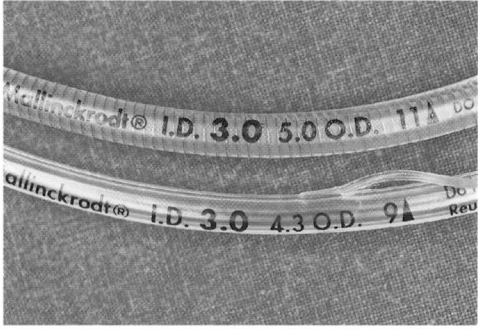

Abb. 4.5 Tuben mit (5 mm Außendurchmesser) und ohne integrierte Metallspirale (4,3 mm Außendurchmesser), Innendurchmesser jeweils 3 mm.

durchmesser vorgegeben ist, engt eine dicke Tubuswand das für die Atmung zur Verfügung stehende Tubuslumen unnötig ein. Ein ungünstiges Verhältnis von Außen- zu Innendurchmesser spielt besonders bei Tuben mit geringem Durchmesser eine Rolle (Abb. 4.4 und 4.5).

Tubusarten

Zur oralen endotrachealen Intubation bei Hund und Katze wird in der Regel ein **Tubus nach Magill** (Abb. 4.6) verwendet. Der leicht gekrümmte Tubus hat an der proximalen Seite einen Adapter zur Verbindung mit dem Narkosegerät. Die distale Spitze ist im Winkel von etwa 45° abgeschrägt (Abb. 4.7), sodass sich die Tubusöffnung seitlich befindet. Magill-Tuben werden mit und ohne Blockmanschette angeboten (Abb. 4.8).

Endotrachealtuben ohne Manschette werden bei sehr kleinen Patienten verwendet. Handelsübliche Tuben sind ab 2,5 mm Innendurchmesser erhältlich. Diese Tuben halten zwar den Atemweg offen, können wegen der fehlenden Abdichtung jedoch keine Aspiration verhindern. Da kein Cuff zusätzlichen Druck auf die Trachealschleimhaut ausübt, bleiben die Schleimhautschäden gering. Die fehlende Abdichtung führt bei Beatmung des

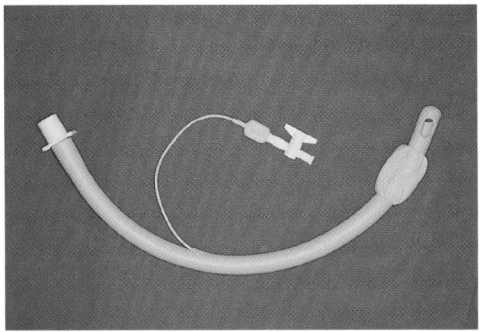

Abb. 4.6 Wiederverwendbarer Magill-Tubus mit Murphy eye und Zweiwegehahn.

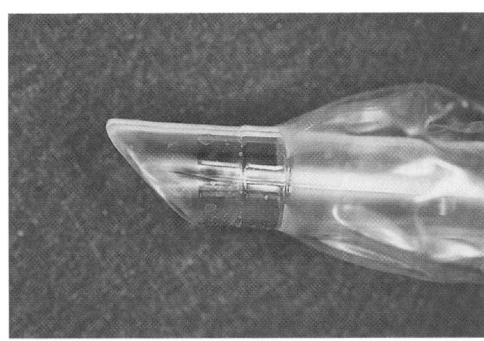

Abb. 4.7 Abgeschrägte Spitze eines Magill-Tubus.

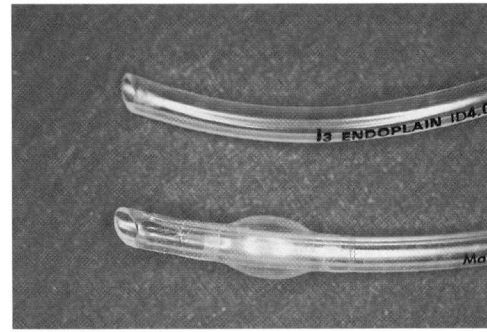

Abb. 4.8 Magill-Tubus mit und ohne Blockmanschette.

Patienten zu einem „Luftleck", d.h. ein kleiner Teil des Beatmungsvolumens strömt am Tubus vorbei nach außen, so dass das verabreichte Atemzugvolumen nicht genau bestimmt werden kann. Allerdings kann das Luftleck auch der Patientensicherheit dienen, es verhindert die Entstehung hoher Beatmungsdrücke und schützt so kleine Patienten vor beatmungsbedingten Lungenschäden. In der Tiermedizin werden Tuben ohne Blockmanschette vor allem dann verwendet, wenn Tuben mit Cuff zu dick wären (Hunde- und Katzenwelpen, Heimtiere, Vögel) und wenn Schleimhautirritationen durch die Manschette vermieden werden sollen (Vögel).

🛈 Wegen der beschriebenen Nachteile eines ungeblockten Endotrachealtubus verwenden wir, wenn möglich, Tuben mit Cuff.

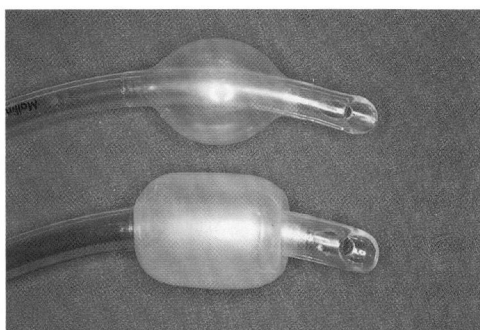

Abb. 4.9 Normale und walzenförmige Block-manschette.

Die am distalen Ende des Tubus ange-brachte, aufblasbare Manschette wird über eine Zuleitung mit Luft gefüllt oder „ge-blockt" (in Ausnahmefällen auch mit einem Lachgasgemisch oder Wasser). Die Füllung eines Kontrollballons am proximalen Ende der Zuleitung orientiert grob über den Druck in der Blockmanschette.

Ein zu hoher Druck der Blockmanschette führt zu einer lokalen Durchblutungs-störung der Trachealschleimhaut. Solche Schleimhautschäden können vermieden werden, indem der Cuff nur gerade soweit geblockt wird, wie notwendig. Neben der herkömmlichen Manschettenform werden zur Minimierung der Schleimhautirritation auch Tuben mit walzenförmigen Man-schetten angeboten. Sie werden mit einem relativ großen Gasvolumen gefüllt, es ent-steht aber nur ein geringer Druck (High-volume-low-pressure-System, im Gegen-satz zum herkömmlichen Low-volume-high-pressure-Cuff) (Abb. 4.9). Ebenfalls zur Reduktion von Schleimhautschäden werden Tuben angeboten, deren Block-manschette der Kontur der Trachealspan-gen entsprechend geformt ist.

Die Zuleitung zum Cuff sollte im vorderen Teil in die Tubuswand integriert sein, eine auf der Tubuswand verlaufende Zuleitung kann die Trachealschleimhaut irritieren. Für den Verschluss der Gaszuleitung wer-den verschiedene Mechanismen verwen-det (Abb. 4.10). Im einfachsten Fall wird die Gaszuleitung durch einen anhängenden Stöpsel verschlossen. Dieser Verschluss ist häufig undicht, man sollte den Zuleitungs-schlauch zusätzlich mit einer Schlauch-klemme verschließen (Abb. 4.11).

Viele neuere Tuben werden mit Hilfe eines Zwei-Wege-Hahns sicher verschlossen. Eine weitere Verschlussmöglichkeit ist ein Ventil am Kontrollballon. Die Entlüftung des Tubus kann mittels Spritze oder mit einem spitzen Gegenstand erfolgen. Das Ventil ist eine häufige Ursache einer Un-dichtigkeit, allerdings tritt dieses Problem erst nach vielfacher Verwendung der (Ein-mal-)Tuben auf.

Da das Gasvolumen in der Manschette durch Erwärmung des Gases und durch

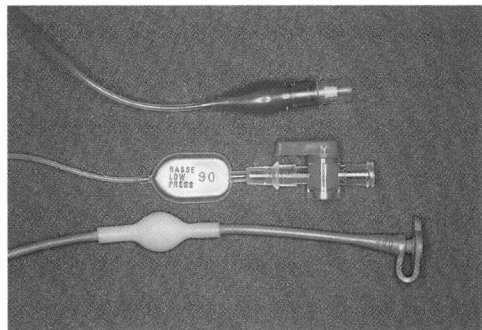

Abb. 4.10 Verschiede Verschlussmechanismen für die Gaszuleitung zur Blockmanschette.

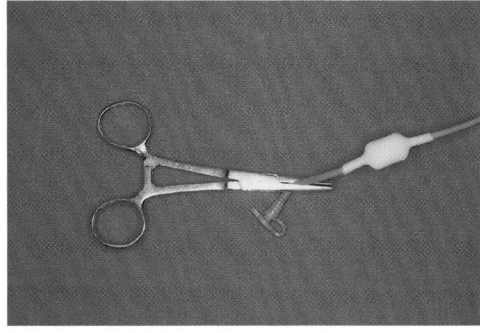

Abb. 4.11 Durch eine Schlauchklemme gesi-cherte Gaszuleitung.

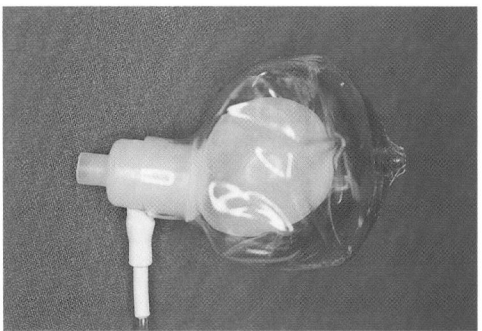

Abb. 4.12 Druckausgleichssystem am Kontrollballon, das eine Zunahme des Volumens bzw. des Druckes in der Blockmanschette verhindert.

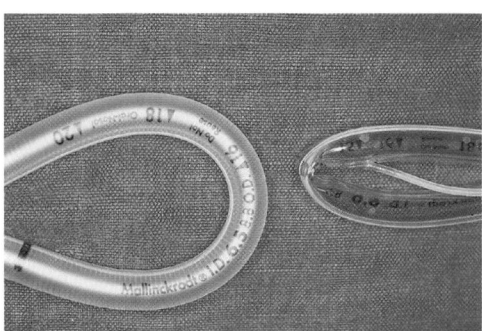

Abb. 4.14 Die Abbildung macht den Unterschied zwischen einem durch die integrierte Metallspirale abknicksicheren Tubus (links) und einem einfachen Tubus ohne Spirale (rechts) deutlich.

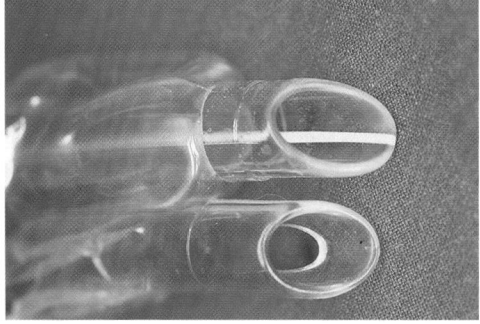

Abb. 4.13 Tubus mit und ohne zusätzliche seitliche Öffnung.

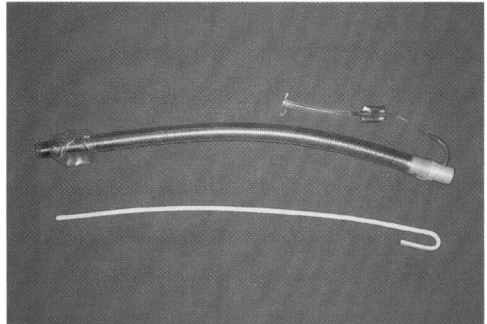

Abb. 4.15 Woodbridge-Tubus mit einer Intubationshilfe. Der Führungsstab verleiht dem Tubus Stabilität, mit seiner Hilfe kann er in eine für die Intubation günstige gebogene Form gebracht werden.

Diffusion von Lachgas in den Cuff zunehmen kann, gibt es Tuben mit speziellen Druckausgleichssystemen im Bereich des Kontrollballons (Abb. 4.12). Sie begrenzen den Druck in der Blockmanschette auf einen vorgegebenen Wert, steigt der Druck höher, wird automatisch Gas aus der Manschette abgegeben.

Durch die Biegung von Trachea und Tubus kann die Spitze des Tubus an der Trachealwand anliegen und die distale Öffnung dadurch partiell verlegt sein. Tuben mit zusätzlicher seitlicher Öffnung, dem so genannten **Murphy eye** (Abb. 4.13), mindern dieses Risiko.

🛈 Aufgrund des zusätzlichen Sicherheitsaspektes verwenden wir Tuben mit Murphy eye.

Tuben mit in die Wand **integrierter Metallspirale** knicken auch bei starker Abbeugung des Halses nicht ab (Abb. 4.14). Der klassische Spiraltubus nach Woodbridge besteht aus einem sehr weichen Plastik (Latex) und benötigt einen Führungsstab als Intubationshilfe (Abb. 4.15). Eine Intubation ist deswegen schwieriger als mit anderen Tuben. Woodbridge-Tuben besitzen eine relativ dicke Wand. Es sind Narkosezwischenfälle durch sich ablösende, das Lumen verlegende Wandschichten beschrieben. Wir verwenden aus diesen Gründen lieber Plastiktuben mit eingearbeiteter Metallspirale (Abb. 4.5 und Abb. 4.14). Sie benötigen keinen Führungsstab. Bei kleinen Patienten haben Spiraltuben

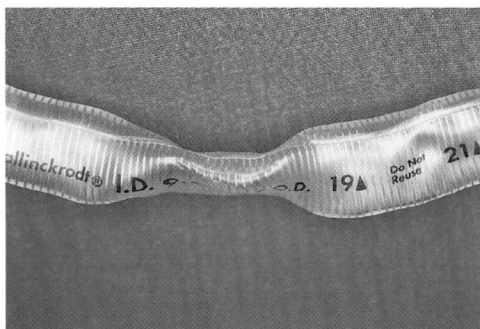

Abb. 4.16 Ein in der Aufwachphase zerbissener Spiraltubus. Deutlich wird die gefährliche Einengung des Tubuslumen.

den Nachteil, dass sie durch die dickere Wand ein ungünstiges Verhältnis von Innen- und Außendurchmesser haben (Abb. 4.5). Sie können außerdem nicht in der Länge gekürzt werden und vergrößern deswegen möglicherweise den Totraum. Spiraltuben können lebensbedrohlich werden, wenn die Überwachung der Aufwachphase ungenügend ist. Sie können zwar nicht abknicken, beißt aber der Patient auf den Tubus, so schiebt er die Metallspirale zusammen und engt so das Lumen ein (Abb. 4.16). Ist der Tubus geblockt und damit der einzige Atemweg, erstickt der Patient möglicherweise.

❗ Spiraltuben sollten bei Eingriffen im Kopf-Hals-Bereich oder bei speziellen Lagerungen und Manipulationen (Rönt-

gen: gebeugte Halswirbelsäulen-Aufnahmen) (Abb. 4.17) verwendet werden, um eine Abknickung und damit partielle Verlegung des Tubus zu verhindern. Ihre Biegsamkeit erleichtert die Platzierung des Tubus bei Eingriffen im Maul.

Eine besondere Form besitzen **Cole-Tuben** (Abb. 4.18), ihr distales Ende ist auf einer Strecke von 2,5–4,5 cm verengt. Der Tubus besitzt keine Blockmanschette. Der Cole-Tubus wird vorgeschoben, bis das „Tubus-Knie" vor der Stimmritze sitzt, auf diese Weise erfolgt eine gewisse Abdichtung der Trachea obwohl kein Cuff vorhanden ist. Eine sichere Aspirationsprophylaxe besteht jedoch nicht. Die Form verhindert außerdem ein zu weites Vorschieben in die Trachea und damit eine endobronchiale Intubation. Von einigen Autoren wird der Cole-Tubus für kleine Hunde, Katzen und Vögel empfohlen. Wir verwenden ihn nur sehr selten.

Tubusgrößen

Die Tubusgröße wird heute meist als **Innendurchmesser** (ID) in Millimetern angegeben, alternativ in Charrière oder French. Der innere Durchmesser ist wichtig, weil er den Widerstand gegen Atmung und Beatmung bestimmt. Wird ein Tubus mit einem zu geringen Innendurchmesser gewählt, muss der Patient gegen einen hohen

Abb. 4.17 Beim Röntgen der Halswirbelsäule abgeknickter Tubus ohne Metallspirale (am Bildrand rechts unten Röntgenbild eines Pulsoximetriesensors).

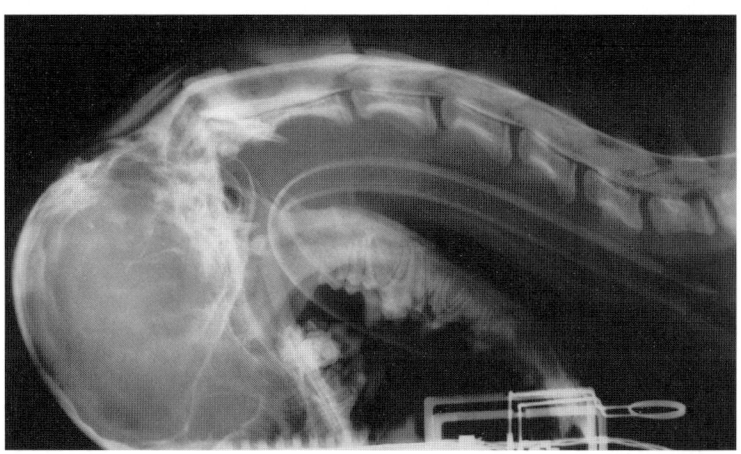

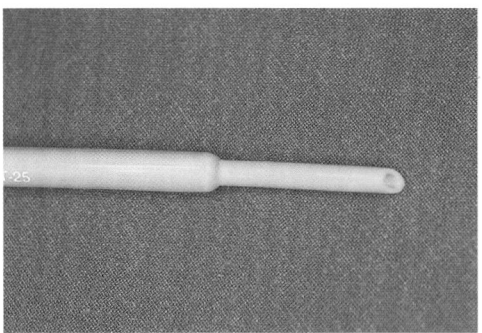

Abb. 4.18 Cole-Tubus.

Atemwegswiderstand ein- und ausatmen und eine hohe Atemarbeit leisten. Im schlimmsten Fall kann er keine ausreichend große Menge Gas ventilieren, eine zunehmende Ateminsuffizienz entwickelt sich. Je geringer der Tubusdurchmesser ist, umso größer ist außerdem die Gefahr einer Verlegung des Tubus durch Sekret oder Eiter.

Der Außendurchmesser ist letztendlich durch die anatomischen Verhältnisse des Patienten festgelegt und bestimmt die Passage des Tubus durch die oberen Luftwege. Ein zu großer Tubus kann zu Intubationsverletzungen oder Schleimhautschäden durch Drucknekrose führen.

⚠ Um den Widerstand, aber auch die Verletzungsgefahr so gering wie möglich

zu halten, sollte der größtmögliche Tubus gewählt werden, der sich leicht durch Stimmritze und Kehlkopf schieben lässt.

Die Angaben in Tabelle 4.1 können nur eine Orientierung geben. Die Hunde einer Rasse unterscheiden sich zum Teil sehr stark in Größe und Körpermasse und damit auch im Trachealdurchmesser. So kann bei einem großrahmigen Dobermann auch ein Tubus mit 9 oder 10 mm Durchmesser passen. Ist man nicht sicher, welche Tubusgröße die richtige ist, laryngoskopiert man den Patienten zuerst, beurteilt den Durchmesser von Stimmritze und Trachea und entscheidet dann.

Der **Tubus** muss so **lang** sein, dass die Blockmanschette hinter dem Kehlkopf in der vorderen Trachea liegt und am proximalen Ende des Tubus der Anschluss an das Narkosegerät möglich ist. Weiter über Nasenspitze bzw. Maul hinausragen sollte der Tubus jedoch nicht, da sonst der natürliche Totraum unnötig vergrößert wird. Im Endotrachealtubus sind, genau wie in der Trachea, Ein- und Ausatemluft nicht getrennt. Beim Einatmen wird zunächst das Gas aus dem Tubus, also Ausatemgas aufgenommen. Je länger der Tubus ist, umso größer ist das Risiko einer relevanten Rückatmung von Kohlendioxid. Vor

Tab. 4.1 Richtgrößen für Tubusdurchmesser (ID in mm)	
Katzen	2,0–4,5
Hunde	
• Zwergrassen (Yorkshire Terrier, Pekingese, Shi Tzu, Rehpinscher)	3,0–5,0
• kleine Hunde (Teckel, Zwergspitz, diverse kleine Terrierrassen, Whippet)	5,0–7,0
• mittelgroße Hunde (Kl. Münsterländer, Boxer, Airedale Terrier, Irish Setter, Dobermann)	7,0–8,0
• große Hunde (DSH, Labrador, Rottweiler, Berner Sennenhund)	8,0–10,0
• Riesenrassen (Dogge, Wolfshund, Bernhardiner)	10,0–15,0

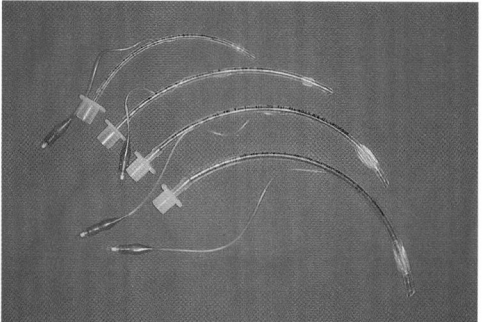

Abb. 4.19 Längenvariation der Tuben.

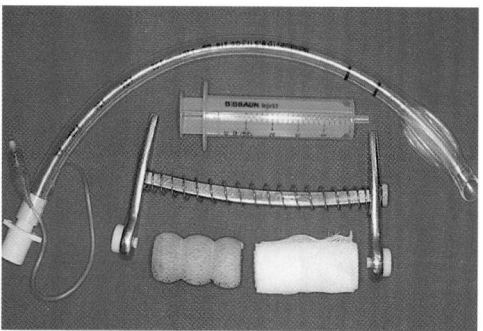

Abb. 4.20 Hilfsmittel und Material für die Intubation.

allem bei kleinen Tieren mit einem geringen Atemzugvolumen sollte dies unbedingt beachtet werden.

Da die Tuben jedoch schon ab einem Durchmesser von etwa 6 mm in einer Standardlänge von über 20 cm angeboten werden (Abb. 4.19), sollten die Tuben wenn nötig gekürzt werden. Dafür wird der Tubuskonnektor abgezogen, der Tubus mit der Schere gekürzt und der Konnektor wieder aufgesetzt. Da man Tuben mit geringem Durchmesser stets bei Hunden einer ähnlichen Größe verwendet, schränkt das Kürzen die weitere Nutzung des Tubus nicht ein. Spiraltuben können leider nicht abgeschnitten werden.

Praktisches Vorgehen beim Intubieren

Vorbereitungen

Vor dem Intubieren sollten die benötigten Hilfsmittel und Materialien bereitgelegt werden. Dazu gehören der ausgewählte Tubus, ein Laryngoskop mit passendem Spatel, Maulspreizer und/oder Beißholz, eine schmale Mullbinde (2 cm) oder ein Gummiband zur Befestigung des Tubus, evtl. eine Kompresse zum Vorziehen der Zunge und bei der Katze Lidocain-Spray. Der Tubus sollte auf Dichtigkeit geprüft werden.

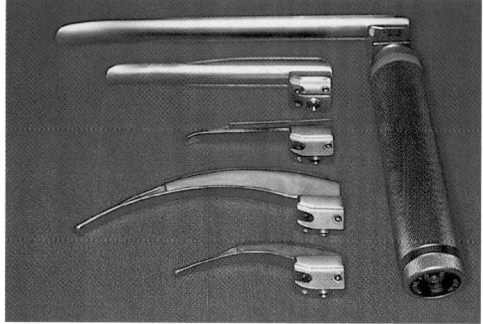

Abb. 4.21 Kaltlichtlaryngoskop mit Spateln in verschiedenen Größen und Formen.

🛈 Ein Laryngoskop ist für die Intubation ein nahezu unverzichtbares Hilfsmittel, da es die Darstellung der Stimmritze und das Intubieren unter Sichtkontrolle ermöglicht. Gerade bei kleinen Tieren und im Notfall verliert man ohne Laryngoskop wertvolle Zeit und riskiert das Leben des Patienten.

Laryngoskopspatel werden in verschiedenen Formen (gerade, gebogen), Design (Querschnitt eckig oder rund) und Größen angeboten. Die verwendete Spatelform bzw. das -design hängt primär von den Vorlieben des Nutzers ab, die Spatellänge von der Größe des Patienten.

Tipp: Ein stets in der Ladestation stehender Laryngoskopgriff mit Akku garantiert die ständige Betriebsbereitschaft. Ein Kaltlichtlaryngoskop verursacht geringere Folgekosten, da die Lampe sehr viel seltener erneuert werden muss als bei herkömmlichen Laryngoskopen.

Narkoseeinleitung

Erst wenn die Vorbereitungen für die Intubation und die Inhalationsnarkose abgeschlossen sind, erfolgt die Narkoseeinleitung des Patienten, in der Regel mittels Injektionsanästhesie. Ziel ist es, den Patienten in einen intubationsfähigen Zustand zu bringen. Gerade bei Katzen ist eine ausreichende Narkosetiefe unabdingbare Voraussetzung für die Intubation. Die meisten Probleme bei der Intubation von Katzen entstehen durch eine nicht ausreichende Narkosetiefe. Sie muss in der Regel tiefer sein als beim Hund.

🚫 Die Verwendung von Opioiden zur Prämedikation oder Narkoseeinleitung erleichtert die Intubation, da Opioide den Hustenreflex stark dämpfen.

Unter Opioiden ist normalerweise eine weniger tiefe Narkose zum Intubieren notwendig. Ein weiterer Vorteil ist, dass die Tiere nach länger wirkenden Opioiden den Tubus in der Aufwachphase sehr lange tolerieren. Auch α_2-Agonisten können die Schutzreflexe dämpfen und ideale Voraussetzungen für eine Intubation schaffen. So steht die Stimmritze von Katzen nach einer Medetomidin/Ketamin-Einleitung in der Regel weit offen.

Lagern des Tieres

Vorteil der Bauchlage des Patienten sind die symmetrischen anatomischen Verhältnisse. Um eine optimale Haltung des Tieres zu erreichen, ist jedoch eine Hilfsperson notwendig, die den Kopf gestreckt nach vorn oben hält. Die Hilfsperson darf allerdings nicht unter den Hals fassen bzw. auf den Kehlkopf drücken, dies macht bei Hund und Katze die Sicht auf den Kehlkopf nahezu unmöglich.

Beim Intubieren in Rückenlage des Patienten sind die anatomischen Verhältnisse ähnlich ideal wie in Bauchlage. Das „Auf-dem-Kopf-Stehen" der Strukturen erfordert eine kurze Umdenk- und Eingewöhnungsphase, bereitet danach jedoch keine Probleme mehr. Da der Kopf-Hals-Übergang beim anästhesierten Hund in Rückenlage automatisch gestreckt ist, wird eine gute Sicht auch ohne Hilfsperson erreicht. Wird der Kopf über die Tischkante vorgezogen, kann dies die Sicht noch verbessern.

Bei Hund und Katze ist auch die Intubation eines auf der Seite liegenden Tieres einfach. Die Verhältnisse im Pharynx/Larynx sind bei gut vorgezogener Zunge fast symmetrisch, Schwierigkeiten ergeben sich eher durch die eigene Hand- und Kopfhaltung.

🚫 Das Intubieren eines auf der Seite liegenden Patienten muss für den Notfall beherrscht werden.

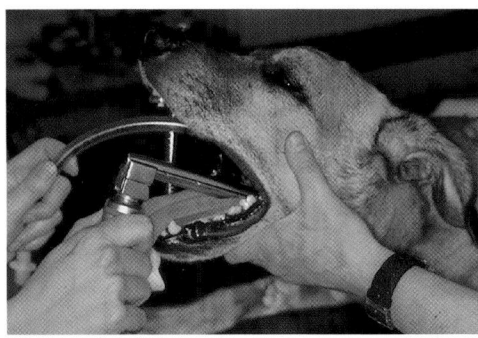

Abb. 4.22 Patient in Brust-Bauch-Lage.

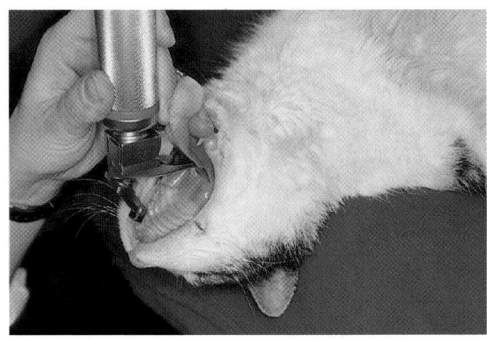

Abb. 4.23 Patient in Rückenlage.

Einsetzen des Maulspreizers

Nach, oder auch vor der Lagerung wird ein Maulspreizer eingesetzt und das Maul soweit geöffnet, wie ohne größeren Widerstand möglich. Wir verwenden Metall-Spreizer, die an den Canini angesetzt werden, da sie die Sicht ins Maul wenig beeinträchtigen. Sie sind außerdem in relativ vielen Größen erhältlich und haben im Gegensatz zu anderen Modellen nur eine begrenzte Rückstellkraft, sodass sich die Belastung der Kaumuskulatur in Grenzen hält. Von Nachteil ist, dass sie relativ leicht abrutschen. Ist kein Caninus vorhanden, können diese Spreizer an den Prämolaren angesetzt werden. Steht eine Hilfsperson zur Verfügung, kann auf den Maulspreizer verzichtet und das Maul durch sie geöffnet und offen gehalten werden.

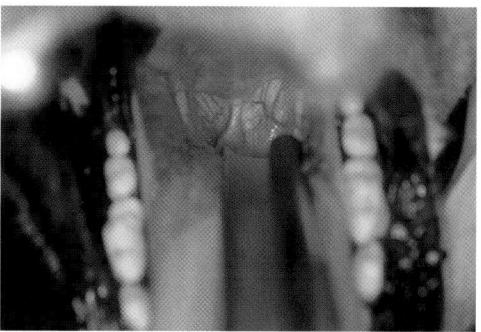

Abb. 4.25 Blick auf die Unterseite der Epiglottis. Die Spitze der Epiglottis liegt dorsal auf dem Gaumensegel, die Stimmritze ist verdeckt.

Darstellung der Stimmritze

Zunächst wird die Zunge mit Gefühl möglichst weit nach außen gezogen. Mit einer Kompresse lässt sich die nasse Zunge besser fassen. Man sollte darauf achten, dass die Zungenunterseite nicht zu straff über die Incisivi des Unterkiefers gezogen wird, Schleimhautverletzungen können die Folge sein. Das Vorziehen der Zunge kann auch von einer Hilfsperson übernommen werden. Die Verwendung einer Zungenzange ist nicht notwendig und traumatisiert die Zunge unnötig.

Tipp: Um Schleimhautverletzungen zu verhindern, kann nach sanftem Vorziehen der Zunge umgegriffen und die Zunge statt an der Spitze auch im Bereich des Zungenkörpers über den Incisivi gefasst werden. Die unter der Zunge liegenden Finger bedecken so die Incisivi und schützen damit die Zungenunterseite.

Nach dem Vorziehen der Zunge wird das Laryngoskop eingesetzt und mit seiner Hilfe die Stimmritze und den Eingang zur Trachea dargestellt. Ist die Sicht durch Blut, Sekret, Erbrochenes behindert, so kann die Maulhöhle ausgetupft, Larynx und Trachea müssen abgesaugt werden. Größere Fremdkörper können mit einer Klemme oder Zange entfernt werden. Verlegt Gewebe (Hämatom, Abszess, Neubildung) den

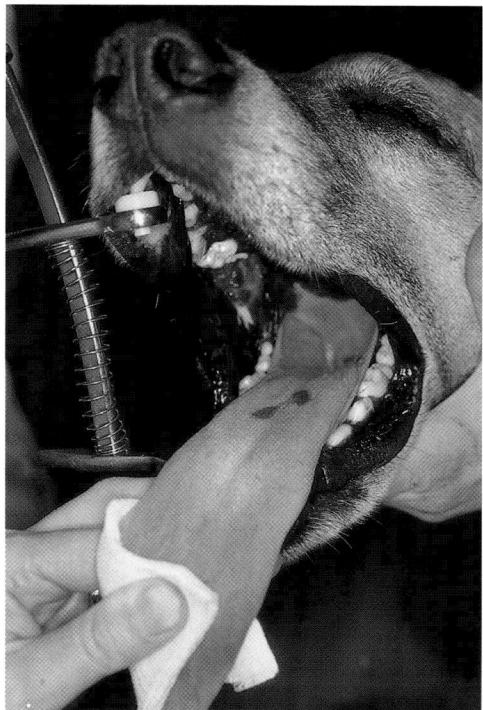

Abb. 4.24 Vorgezogene Zunge bei eingesetztem Maulspreizer.

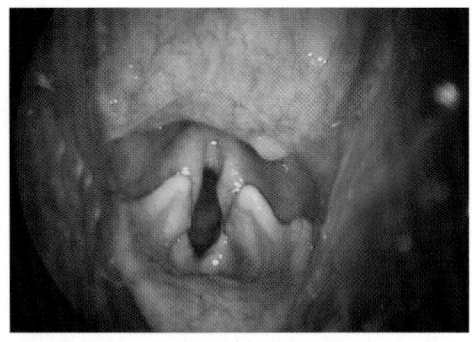

Abb. 4.26 Geöffnete Stimmritze.

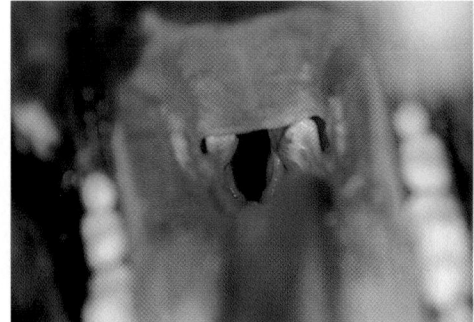

Abb. 4.27 „Aufladen" der Epiglottis.

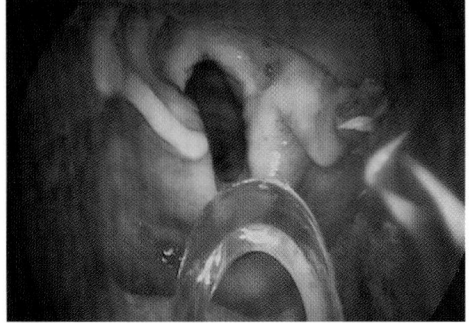

Abb. 4.28 Tubus vor der Stimmritze.

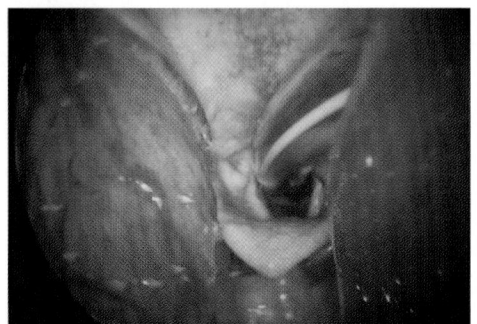

Abb. 4.29 Tubus in der Stimmritze.

Atemweg, kann vorsichtig versucht werden, dieses zur Seite zu drängen. Gelingt das nicht, ist die Intubation mit Hilfe eines Endoskopes ein schonendes Verfahren. Im Notfall muss par-force intubiert werden.

Die verschiedenen Spatelformen werden unterschiedlich gehandhabt:

► **Gebogene Spatel** nach Macintosh berühren die Epiglottis nicht direkt, sondern werden vor die Epiglottis, zwischen Epiglottis und Zungengrund, eingeführt. Bei Druck auf den Zungengrund bzw. Zug in Griffrichtung des Laryngoskops wird die Epiglottis frei und ermöglicht den Blick auf die Stimmritze.

⚠ Besonders geeignet sind gebogene Spatel für brachycephale Hunderassen und Katzen. Für größere Hunde mit langer Schnauze sind diese Spatel häufig zu kurz.

► Mit einem **geraden Spatel** (z.B. nach Miller, Jackson-Wisconsin, Guedel, Forreger u.a.) darf und soll die Epiglottis direkt „aufgeladen" werden. Der Spatel wird auf die laryngeale Fläche der Epiglottis geführt und die Epiglottis Richtung Zungengrund verlagert. Laryngoskope mit geradem Spatel sind universell einsetzbar, verlängerte Modelle sind auch für kleine Wiederkäuer und Schweine nutzbar.

Einführen des Tubus

Nach Darstellung der Stimmritze wird der Tubus unter Sichtkontrolle zwischen den Stimmbändern hindurch in die Trachea vorgeschoben und das Laryngoskop entfernt. Dabei sind die Gewebe im Pharynx/Larynx normalerweise so feucht, dass auch ein trockener Tubus ohne Probleme und Reizungen eingeführt werden kann. Das zur

Abb. 4.30 Zu weit nach kaudal, über die Bifurkation hinweg geschobener Tubus: endobronchiale Lage.

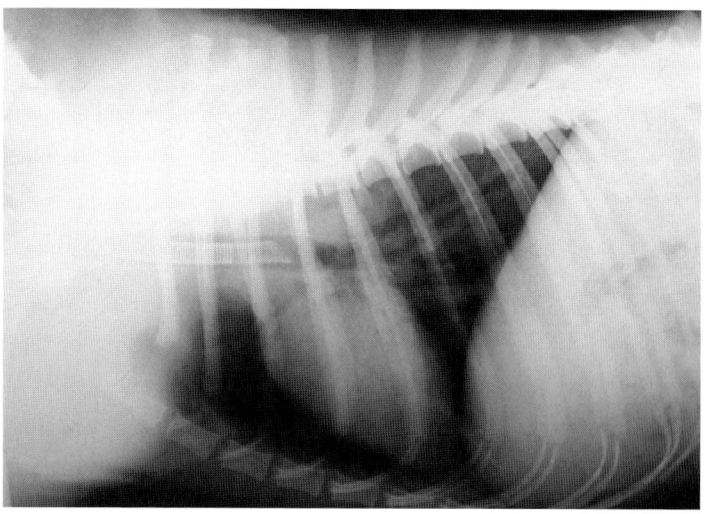

Verbesserung der Gleitfähigkeit häufig verwendete Lidocain-Gel ist im Vergleich zu seinem Effekt sehr teuer und wird von einigen Autoren generell abgelehnt, da es zu Schleimhautirritationen führen kann. Erscheint es notwendig, den Tubus gleitfähiger zu machen, reicht das Anfeuchten mit Wasser.

Folgende Handhabung hat sich bewährt: Der Maulspreizer wird an den vom Intubierenden aus gesehen, linken Canini (je nach Rücken- oder Brustlage des Patienten dessen rechte oder linke Zahnreihe) eingesetzt. Bei der Intubation in Brustlage zieht man die Zunge mit der linken Hand vor und laryngoskopiert mit der rechten Hand. Ist die Stimmritze sichtbar, lässt die linke Hand die Zunge los, greift nach dem bereitliegenden Tubus und führt diesen ein. Die linke Hand fixiert dann den Tubus, während die rechte das Laryngoskop zur Seite legt. Aufgrund des Spatelquerschnitts (hochgezogener Anteil rechts) ist bei Intubation in Rückenlage eine genau umgekehrte Handhabung günstiger: Zunge mit der rechten Hand vorziehen, mit links laryngoskopieren, Tubus mit rechts einführen. Es kann auch versucht werden, während des Vorschiebens des Tubus die Zunge mit der Laryngoskop-führenden Hand zu fixieren.

Öffnet sich die Stimmritze nicht ausreichend, ist es wichtig, sich über mögliche Ursachen klar zu werden, um gezielt vorgehen zu können. Häufig ist die Tiefe der Anästhesie nicht ausreichend, sie sollte deshalb überprüft und gegebenenfalls vertieft werden. Möglich ist dies durch Applikation von Diazepam, Propofol, ultrakurz wirkenden Barbituraten, Opioiden, Ketamin-Kombinationen oder Saffan® bei der Katze. Eine Lokalanästhesie des Larynx kann versucht werden. Manchmal öffnet sich die Stimmritze nur für einen kurzen Moment während der Inspiration, in diesem Fall muss man diesen Moment abwarten und zu einer schnellen Intubation nutzen. Es besteht auch die Möglichkeit einen Führungsdraht durch die Stimmritze zu führen und über diesen dann den Tubus vorzuschieben. Ist das Leben des Patienten gefährdet, muss die Stimmritze unter Umständen mit (möglichst wenig) Gewalt überwunden werden (Par-Force- oder Crush-Intubation).

Der Tubus wird soweit vorgeschoben bis die Blockmanschette kaudal des Kehlkopfes liegt. Um abschätzen zu können, wie weit der Tubus eingeführt wurde, sind an der Tubusaußenseite Längenmarkierungen angebracht. Richtwerte in Zentimetern kann man wegen der verschiedenen Tiergrößen nicht geben.

Tipp: Ist man unsicher, sollte man vor dem Intubieren am Patienten abmessen, wie weit ungefähr vorgeschoben werden kann.

Da Katzen empfindlicher auf Manipulationen im Larynx reagieren, ist es besonders wichtig, dass die Narkose ausreichend tief ist, da sonst eine Intubation praktisch unmöglich ist. Um die Intubation zu erleichtern und um ein Glottisödem oder einen Krampf der Stimmritze zu verhindern, sollte bei Katzen eine Lokalanästhesie des Larynx durchgeführt werden. Dabei muss unbedingt auf die Dosis geachtet werden.

! Schon zwei Sprühstöße eines handelsüblichen Lidocain-Sprays können zu Nebenwirkungen (negativ inotrope Wirkung am Herzen) führen, da pro Sprühstoß 10 mg Lidocain frei werden und die Resorption über die Schleimhäute ausgezeichnet ist.

Der Ablauf der Intubation bei der Katze sieht also abweichend vom Hund folgendermaßen aus: Narkoseeinleitung, Lagerung, Maulspreizer, Darstellen der Stimmritze, Lokalanästhesie, einige Sekunden warten, evtl. unter Entfernung des Laryngoskopes, Intubation.

Überprüfen der Tubuslage

Es muss geprüft werden, ob der Tubus in der Trachea und nicht im Oesophagus liegt und ob der Tubus tracheal oder nach zu weitem Vorschieben endobronchial liegt.

Tracheale oder oesophageale Lage?
Befindet sich der Tubus in der Trachea, kann man bei einem spontan atmenden Tier am proximalen Tubusende den Luftstrom durch die Atmung spüren. Häufig sieht man

auch, dass die Tubusinnenseite regelmäßig im Rhythmus der Atmung beschlägt. Atmet der Patient nicht, wird vorsichtig der kraniale Thorax komprimiert und auf den Luftstrom am Tubusende geachtet. Gurgelnde Atemgeräusche deuten auf eine oesophageale Intubation hin.

Tipp: Bei kleinen Tieren ist es besser, anstelle seiner Hand die empfindlichere Augenpartie vor den Tubus zu halten, da so auch kleine Luftströme wahrgenommen werden. Den Druck auf den Thorax sollte man nicht zu weit kaudal ausüben, da auch die Kompression eines gasfüllten Magens bei einer Fehlintubation in den Oesophagus einen täuschenden Luftstrom verursachen könnte.

Die sicherste Methode zur Überprüfung der trachealen Tubuslage ist die Kapnografie. Werden mehr als nur Spuren von Kohlendioxid gemessen, muss der Tubus im Respirationssystem lokalisiert sein.

Tracheale oder endobronchiale Intubation?
Wird der Tubus zu weit vorgeschoben, gelangt er in einen Stammbronchus. In diesem Fall ist nur noch eine Lungenseite ausreichend belüftet und der Gaswechsel des Patienten stark beeinträchtigt.

Besteht das Risiko einer endobronchialen Intubation (langer Tubus), sollte der Patient nach Intubation auf beiden Seiten auskultiert werden, um diese auszuschließen. Es müssen auf beiden Seiten Atemgeräusche hörbar sein, sonst besteht der Verdacht einer einseitigen Intubation. Da bei einem ungeblockten Tubus aus der nichtintubierten Lungenseite am Tubus vorbeigeatmet werden kann, ist es sinnvoll, die Auskultation erst nach Blocken der Tubusmanschette durchzuführen. Viele Tuben haben Röntgenkontraststreifen, sodass auch durch eine Röntgenaufnahme oder unter Durchleuchtung die Tubuslage kontrolliert werden kann.

⚠ Beim geringsten Verdacht auf eine Tubusfehllage, sollte sofort extubiert und neu intubiert werden.

Muss zum Intubieren ein Muskelrelaxans angwandt werden?

Im Gegensatz zum Menschen ist die Intubation von Hund und Katze ohne den Einsatz eines peripheren Muskelrelaxans leicht möglich. Wichtig ist, besonders bei der Katze, eine adäquate Narkosetiefe. Dadurch, dass man ohne Relaxans und dem damit verbundenen Atemstillstand arbeitet, sind die Gefahren der Intubation beim Routinepatienten im Gegensatz zur Humanmedizin deutlich geringer. So hat eine Fehlintubation in den Oesophagus bei erhaltener Spontanatmung zunächst kaum Konsequenzen. Beim Mensch hingegen resultiert aus einer ösophagealen Intubation wegen des relaxans-bedingten Atemstillstands sofort eine lebensbedrohliche Situation, da in diesem Fall keine Beatmung möglich ist.

Blocken der Tubusmanschette

Die Blockmanschette muss ausreichend gefüllt sein, um eine Aspiration sicher zu verhindern und ein Luftleck auszuschließen. Sie sollte aber auch nicht mehr als notwendig gefüllt sein, um Schleimhautschäden durch den Druck der Manschette zu minimieren. Der Kontrollballon gibt nur einen groben Hinweis auf den Druck in der Manschette. Anhand seiner Füllung kann man nicht sicher feststellen, ob die Abdichtung zwischen Tubus und Trachealwand gewährleistet ist. Da die Tuben unterschiedlich große Ballons haben und das notwendige Volumen zur Füllung auch abhängig vom Verhältnis Tubusdurchmesser zu Trachealdurchmesser ist, kann man keine generellen Empfehlungen geben.

Folgendes Prinzip kann man zur Kontrolle nutzen: Gibt man in einen ungeblockten oder nicht ausreichend geblockten Tubus

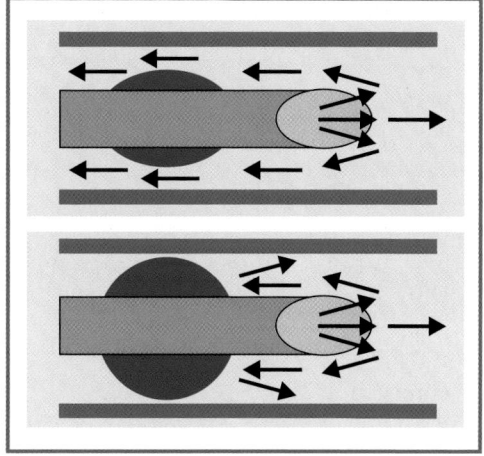

Abb. 4.31 Gasstrom bei ungeblocktem (a) und geblocktem (b) Tubus.

einen Beatmungshub (Mund-zu-Tubus-Beatmung oder mit einem Ambu-Bag®), strömt noch während des Beatmungshubes Gas am Tubus entlang wieder nach außen, deutlich hörbar an einem Zischen.

Ist der Tubus indessen gegen die Trachealwand abgedichtet, ist das Tubuslumen der einzige Atemweg und während eines Beatmungshubes kann kein Gas nach außen strömen, es ist also kein Zischen hörbar.

Beim kontrollierten Blocken der Tubusmanschette beatmet man den Patienten während man gleichzeitig Gas in die Blockmanschette injiziert. Der Moment, in dem das Zischen verstummt, zeigt die ausreichende Füllung der Blockmanschette an.

Tipp: Lässt sich der Tubus nicht abdichten, ist häufig ein defektes Blocksystem die Ursache. Es kann aber auch ein Hinweis auf eine Fehlintubation in den Oesophagus sein.

Befestigung des Tubus

Da eine Lageveränderung des Tubus zu schwerwiegenden Komplikationen führen kann (Herausrutschen des Tubus, nachträgliche endobronchiale Lage) ist eine sichere

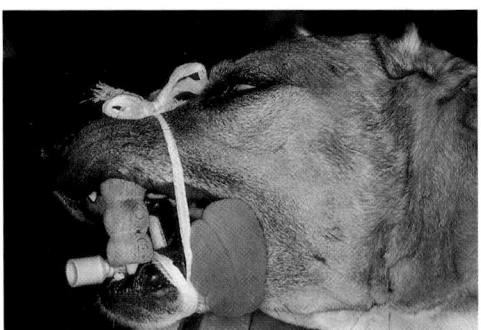

Abb. 4.32 Befestigung des eingeführten Tubus.

Befestigung wichtig. Sie sollte auch die häufig recht heftigen Manipulationen bei einem Not- oder Narkosezwischenfall überstehen.

Damit kein ständiger Zug auf die Kaumuskeln wirkt, ersetzen wir bei Hunden zunächst den Metallmaulspreizer durch ein auf die Canini aufgesetztes Beißholz. Eine schmale Mullbinde wird um den Tubus geschlungen und mit einem Knoten gesichert. Die Binde wird dann unter dem Kinn des Patienten gekreuzt, straff zur Nase geführt und dort mit Knoten und Schleife verschlossen. Auf diese Art ist der Tubus befestigt und gegen ein Zerbeißen durch den Patienten geschützt.

Das Beißholz kann auch in der Aufwachphase belassen werden, da die Verletzungsgefahr gering ist. Während der Intubation selbst behindert es die Sicht, sodass dort ein Metallspreizer besser geeignet ist.

Tipp: Da die im Handel befindlichen 5-gliedrigen Beißhölzer für mittelgroße und kleine Hund zu groß sind, zersägen wir diese in 2- und 3-gliedrige Stücke. Für ein passives Aufhalten des Fanges reicht auch beim großen Hund ein wenige Zentimeter langes Holzstück. Für sehr kleine Hunde oder Katzen sind die Beißhölzer wegen ihrer Dicke weniger geeignet. Man kann bei diesen Patienten auch zerschnittene Spritzen oder Ähnliches als Beißschutz nutzen, sollte jedoch auf scharfe Kanten achten.

Bei Katzen, kleinen Hunden oder wenn kein Caninus-Paar vorhanden ist, kann die Mullbinde unter dem Kinn gekreuzt und dann im Nacken geknotet werden. Der Zug durch die Binde reicht aus, um das Maul leicht offen zu halten. Der Tubus ist jedoch nicht gegen ein Durchbeißen durch einen erwachenden Patienten geschützt.

Muss das Maul des Patienten während der Narkose zugänglich sein, wird der Metallspreizer belassen, die Mullbinde am Tubus befestigt und dann straff um den Unter- (Schieben einer Magensonde, Tonsillektomie, Kürzen des Gaumensegels) oder Oberkiefer (Operationen am Unterkiefer) geführt und verknotet.

Das Prüfen der Tubuslage, die Befestigung und das Blocken des Tubus können auch in anderer Reihenfolge ausgeführt werden. Beim aspirationsgefährdeten Patienten sollte zuerst geblockt werden.

Praktisches Vorgehen beim Extubieren

Für den Zeitpunkt der Extubation gibt es zwei sehr unterschiedliche Konzepte. In der verterinärmedizinischen Literatur wird meist die Extubation des erwachenden Patienten nach Einsetzen des Schluckreflexes empfohlen. Der Vorteil ist, dass die Aspirationsgefahr minimiert wird. Von Nachteil ist, dass der Reiz durch den Tubus in der Aufwachphase zu Abwehrbewegungen, Husten, Laryngospasmus u.ä. führen und damit sogar den Erfolg der Operation gefährden kann. Dies kann zum Beispiel bei Augenoperationen (steigender Augeninnendruck beim Husten) oder bei Operationen im Bereich der oberen Atemwege (zunehmende Schwellung durch mechanischen Reiz des Tubus) eine Rolle spielen.

Um diese Nachteile zu meiden, kann auch in tiefer Narkose extubiert werden. Voraussetzung ist eine suffiziente Spontanatmung, es darf keine erhöhte Aspirationsgefahr bestehen.

Zur Extubation wird der Tubus gelockert, die Maschette entblockt und der Tubus herausgezogen. Nach Extubation muss sorgfältig beobachtet werden, ob das Tier suffizient atmet oder ob Anzeichen eines Stridors oder einer Dyspnoe bestehen. Falls ja, muss schnell entschieden werden, ob eine Reintubation nötig ist. Im Zweifelsfall sollte schnell reintubiert werden.

Befinden sich Blut, Sekret oder Mageninhalt in Pharynx oder Trachea sollten diese vorher abgesaugt werden. In diesem Fall kann der Tubus auch vorsichtig in geblocktem Zustand gezogen werden. Dadurch wird Material, das bis zur Tubusmanschette in die Trachea herabgeflossen ist, entfernt.

Bei Patienten ohne erhöhtem Narkoserisiko und ohne Aspirationsgefahr befolgen wir häufig ein modifiziertes Extubationskonzept: Nach Lagerung in der Aufwachbox wird die Tubusbefestigung gelöst und der Tubus entblockt. Der Patient wird jedoch erst extubiert, wenn er schluckt oder den Kopf hebt, er kann sich aber auch „selbst extubieren". Vorteil dieser Methode ist, dass im Gegensatz zur Extubation in tiefer Narkose der Atemweg noch eine Weile gesichert ist, da eine Verlegung der Atemwege durch das Gaumensegel oder anderes Gewebe nicht möglich ist. Es besteht jedoch kein Schutz vor Aspiration. Im Vergleich zur herkömmlichen Extubation des erwachenden Patienten, ist die Methode weniger reiz- und auch personalintensiv, da sich der Patient bei ersten Abwehrbewegungen selbst vom Tubus befreien kann. Eine gründliche Überwachung ist trotzdem obligat.

Nachteile und Gefahren der Intubation

▶ Die hauptsächlichen Gefahren durch eine Intubation hängen damit zusammen, dass das Tubuslumen der einzige Atemweg ist. Eine partielle oder vollständige Verlegung des Tubus (Sekret, Blut, Abknicken etc.) gefährden den Patienten. Eine Verlegung des Tubuslumens kann in seltenen Fällen auch durch die Tubusmanschette verursacht werden. Sehr große Blockmanschetten können weit aussacken und sich von außen vor die Tubusöffnung legen. Beschrieben wird auch ein Vorwölben der Manschette in das Tubuslumen als so genannte Ballonhernie.

▶ Da bei Hund und Katze die Darstellung der Stimmritze sehr einfach ist und anatomische Besonderheiten oder Intubationshindernisse ausgesprochen selten vorkommen, sind Intubationsverletzungen ebenfalls äußerst selten. Durch ein übermäßiges Blocken der Tubusmanschette kann es aber nicht nur zu Schleimhautschäden kommen, sondern auch zum Zerreißen der Trachea.

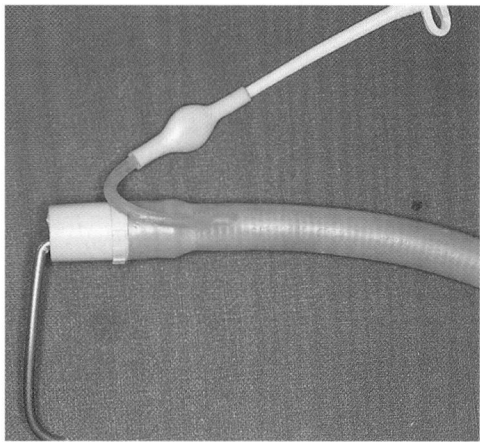

Abb. 4.33 Umgeknickter Tubus-Führungsstab.

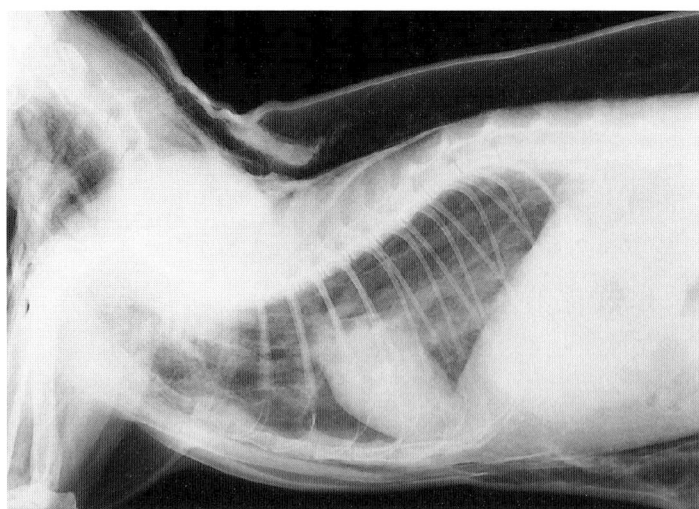

Abb. 4.34 Hochgradiges Unterhautemphysem und Pneumomediastimum durch eine auf ca. 0,5 cm rupturierten Trachea als Folge eines übermäßigen Blockens der Tubusmanschette.

▶ Wird ein Führungsstab als Intubationshilfe verwendet, muss unbedingt darauf geachtet werden, dass dieser nur bis etwa 2–3 cm vor das distale Tubusende eingeführt wird und auf keinen Fall über dieses hinausragt. Ein vorstehender Führungsstab kann die Trachea wie ein Messer „schlitzen". Ein Vorrutschen des Führungsstabes wird durch Umknicken des proximalen Endes verhindert.

▶ Die Entstehung eines Pneumomediastinums und/oder eines Unterhautemphysmes deuten auf eine Trachealverletzung hin.

▶ Beim Menschen werden Stimmverlust und Heiserkeit als recht häufige Folgen einer Intubation beschrieben. Die Beurteilung dieser Problematik ist bei Hund und Katze schwierig, sie scheint aber eine untergeordnete Rolle zu spielen.

▶ Infektionen des Respirationssystems durch mehrfach verwendete Tuben lassen sich durch gründliche Reinigung, Desinfektion und Trocknen praktisch ausschließen und spielen praktisch keine Rolle.

5

Vor- und Nachbereitung des Inhalationsnarkosegerätes

Die technischen Vorbereitungen sollten, um Komplikationen und Stress zu vermeiden, erledigt werden, bevor die Narkose des Patienten eingeleitet wird. Der Arbeitsablauf sollte systematisiert und streng eingehalten werden (Tab. 5.1).

Tab. 5.1 Arbeitsablauf: Vorbereiten und Beginnen der Narkose

- Zusammenbau und Anpassen des Narkosegerätes
- Check des Narkosegerätes und Dichtigkeitsprüfung
- Narkoseeinleitung und Intubation des Patienten
- Bestimmungen der Gaskonzentration und -mengen
- Einstellen der Gase und Ankoppeln des Patienten

Zusammenbau und Anpassen des Narkosegerätes

Beim Zusammenbau des Gerätes muss besonders auf Dichtung und Ventilplättchen der Richtungsventile geachtet werden, da sie Voraussetzung für eine regelgerechte Funktion des Narkosegerätes sind.

Durch die Auswahl von Atem-/Reservoirbeutel und Schläuchen wird das System an die Größe des Patienten angepasst. Der Reservoirbeutel muss ausreichend groß sein, um dem Patienten tiefe Atemzüge zu erlauben. Seine Größe orientiert sich deshalb am Atemzugvolumen des Patienten (Tab. 5.2). Der Beutel sollte aber nicht sehr viel größer als notwendig sein, da sonst das System unnötig träge wird. Änderungen der Gaskonzentrationen an der Gasdosiereinrichtung werden beim Patienten erst nach ausreichender Durchmischung von „altem" und „neuem" Gas spürbar. Ist das Volumen des Narkosesystems groß, dauert dies lange und die gute Steuerbarkeit der Inhalationsnarkose leidet darunter.

Tab. 5.2 Wahl des Atembeutels

Man kalkuliert etwa das dreifache Atemzugvolumen als Volumen [ml]:

3 x 15 ml/kg x Körpermasse [kg]

Handelsübliche Beutel [Liter]:

0,5   1,0   1,5   2,0   2,3   3,0   3,5   4,0

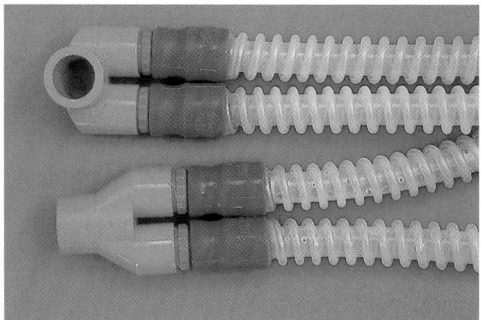

Abb. 5.1 Winkel- und Y-Stück des Ulmer Sets mit Schläuchen (10 mm).

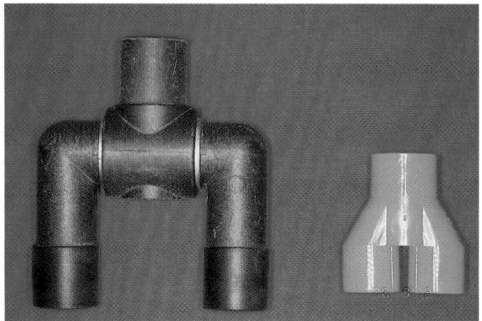

Abb. 5.2 Verschiedene Typen von Y-Stücken mit unterschiedlichem Volumen und Totraum.

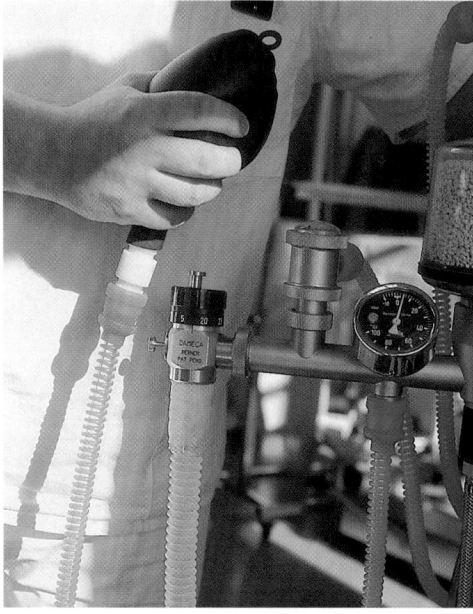

Abb. 5.3 Bequemere Handhabung des Beatmungsbeutels durch eingefügte Schlauchverlängerung.

Bei Tieren unter 10 kg (oder auch 15 kg) Körpermasse sollten statt der normalen Faltenschläuche (Durchmesser 22 mm) Pädiatrie-Schläuche mit einem Durchmesser von 10 mm und spezielle Y- bzw. Winkelstücke genutzt werden (Ulmer Set, Abb. 5.1). Verwendet man für diese Patienten ein normales Schlauchsystem, so wird das System durch dessen großes Volumen ebenfalls träge. Auch müssen die kleinen Patienten in diesem Fall gegen eine größere stehende Luftsäule ausatmen. Für größere Tiere stellen die dünnen Schläuche allerdings einen zu hohen Widerstand beim Atmen dar.

Die Winkel- und Y-Stücke des Ulmer Sets sind so gebaut, dass ihr Volumen und Totraum (Abb. 5. 2) möglichst gering sind. Sie vermindern so das Risiko einer Kohlendioxidrückatmung bei kleinen Tieren.

Um die Handhabung des Atem-/Reservoirbeutels zu erleichtern, kann zwischen dem Metallteil des Kreissystems und dem Atembeutel ein Schlauch eingefügt werden (Abb. 5.3). Auch er vergrößert allerdings das Volumen des Systems und macht es träger. Aus diesem Grund sollte bei kleinen Patienten auch dort ein Schlauch mit 10 mm Durchmesser verwendet werden.

● **Anpassen des Narkosegerätes**

1. Patient: Dogge, Körpermasse 50 kg
Beutel: 3 x 15 ml/kg x 50 kg = 2250 ml
° handelsüblicher 2,3 l-Beutel
Schläuche: normale Faltenschläuche, ø 22 mm

2. Patient: Katze, Körpermasse 3 kg
Beutel: 3 x 15 ml/kg x 3 kg = 135 ml
° handelsüblicher 0,5 l-Beutel
Schläuche: Ulmer Set, ø 10 mm

Bei vielen Geräten kann die Zahl der Atemkalkbehälter variiert werden. Jedoch reicht auch für große Hunde in der Regel ein Behälter aus. Ein zweiter Behälter erhöht wiederum Volumen und Trägheit des Systems. Das Stephens-Gerät wird mit zwei Atemkalkbehältern betrieben.

Check des Narkosegerätes

Gasversorgung

Vor Beginn der Narkose müssen die Gasreserven an den Manometern der Gasflaschen geprüft werden (s.a. S. 62). Eine volle Sauerstoffflasche hat einen Druck von etwa 200 bar, der durch die Entnahme von Gas kontinuierlich abfällt. Anhand des Restdruckes und des Flaschenvolumens kann die noch verfügbare **Sauerstoffmenge** berechnet und so eingeschätzt werden, ob sie für die geplante Narkose ausreicht:

Verfügbare O_2-Menge [l] =
Rauminhalt Flasche [l] x Restdruck [bar]

Hat man keine Möglichkeit zur Messung der inspiratorischen Sauerstoffkonzentration sollte man im Zweifelsfall vor Beginn der Narkose die Sauerstoffflasche wechseln.

Die Füllung der **Lachgasflasche** kann nur schwer überprüft werden, da der Druck in der Flasche bis zur vollständigen Entleerung etwa 50 bar beträgt. Glücklicherweise ist es wenig bedeutend, wenn die Lachgasflasche während einer laufenden Narkose leer wird, in diesem Fall muss eventuell die Narkoseführung verändert (höhere Narkosegaskonzentration) werden.

Verfügbare N_2O-Menge [l] =
(Aktuelles Flaschengewicht [kg]
– Leergewicht [kg]) x 500 [l/kg]

Ein kurzes Aufdrehen des Sauerstoff-, Lachgas- und/oder Luftflusses zeigt, ob sich die

Flowmeter des Messröhrenblockes drehen und frei beweglich sind.

Auch die Füllung des **Verdampfers** muss überprüft werden. Ein leerer Verdampfer ist ein häufiger Grund für das Wachwerden von Patienten während der Operation.

Undichtigkeiten an der Gasversorgung machen sich oft durch ein zischendes Geräusch durch ausströmendes Gas bemerkbar.

Patientensystem

Füllung und Farbe des **Absorberkalkes** müssen kontrolliert werden. Man sollte sich jedoch angewöhnen, den Absorberkalk nach jeder Narkose zu überprüfen und gegebenenfalls auszuwechseln. Die den Verbrauch anzeigende Blaufärbung verschwindet nämlich, wenn die Feuchtigkeit des Kalkes abnimmt. Der Absorber erscheint dann einsatzfähig, ist aber in seiner

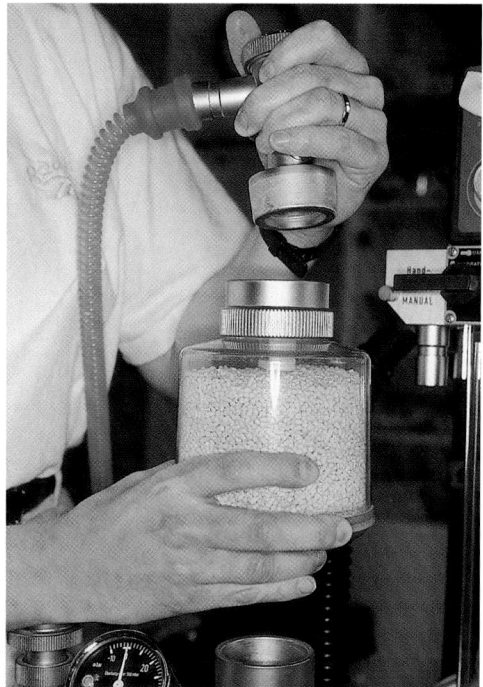

Abb. 5.4 Austausch des Atemkalkbehälters während der Narkose (Stecksystem).

● **Ablauf der Dichtigkeitsprüfung**

I) Y- oder Winkelstück verschließen.
Mit dem Handballen oder Finger wird das Y-oder Winkelstück verschlossen bzw. auf den dafür vorgesehenen Ansatz gesteckt.

II) Überdruck-/Überschussgas-Abströmventil ebenfalls schließen.
Je nach Gerät muss die Rendelschraube verschlossen oder ein Knebelschalter umgelegt werden, ein Berner-Ventil wird in die Stellung „CL" für „closed" gebracht.

III) System füllen.
Mit Hilfe des Sauerstoffflushes oder durch einen hohen Frischgasfluss wird das System soweit gefüllt, bis der Beatmungsdruckmesser einen Druck von ca. 40 cmH$_2$O (mbar) im System anzeigt bzw. bis der Reservoirbeutel prall gefüllt ist.

IV) Beurteilung der Dichtigkeit.
Man beobachtet nun das Überdruckventil: Der im System erreichte Druck darf nicht oder nur sehr langsam abfallen (Druck von 40 mbar für 10 Sekunden). Ist kein Beatmungsdruckmesser vorhanden, kann die Beurteilung nur anhand der Füllung des Atembeutels bzw. des dort erreichten Druckes erfolgen. Kleine Undichtigkeiten können so kaum entdeckt werden.

V) Öffnen des Überdruck-/Überschussgas-Abströmventils.
Das Überdruckventil muss sofort wieder geöffnet werden!

Wird dies vergessen, so kann es zu einer lebensbedrohlichen Situation kommen: Wird mehr Gas zugeführt als der Patient verbraucht (halbgeschlossenes System), steigt der Druck im System an, da das überschüssige Gas wegen des geschlossenen Ventils nicht entweichen kann. Der Patient schafft es mit zunehmenden Druck nicht mehr, gegen diesen in das System zurückzuatmen und erstickt. Da Gerät und Respirationssystem des Patienten in direkter Verbindung stehen, wächst auch der Druck in der Lunge bis Alveolen zerreißen.

Tipp: Während der Dichtigkeitsprüfung eine Hand am Überdruckventil belassen bzw. nach jedem Handgriff wieder dorthin zurückführen. So wird am ehesten vermieden, dass das Öffnen des Ventils vergessen wird.

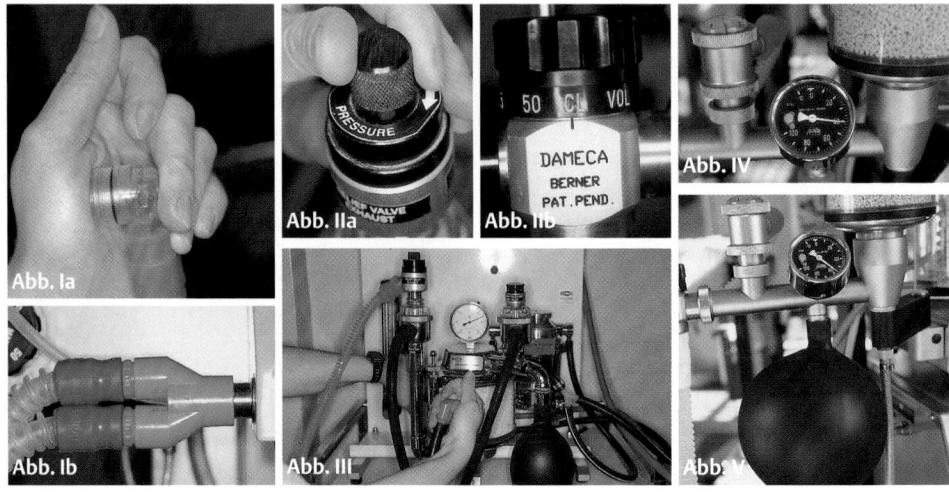

Abb. Ia
Abb. IIa
Abb. IIb
Abb. IV
Abb. Ib
Abb. III
Abb. V

Kohlendioxid-Bindungsfähigkeit erschöpft. Beim nächsten Patienten muss er dann unter Umständen während der Narkose getauscht werden. Dies bereitet bei Systemen mit aufgesteckten Atemkalkbehältern kein Problem (Abb. 5.4), kann jedoch bei Behältern mit Schraubverbindungen schwierig werden. Besonders wichtig ist die Kontrolle des Absorberkalkes nach jeder Narkose bei undurchsichtigen Kalkbehältern. Um hier den Zustand des Absorberkalkes beurteilen zu können, muss er eigentlich ausgeschüttet werden. Die vom Hersteller beschriebene Beurteilung anhand der Wärmeentwicklung im Absorber erscheint schwierig.

⚠ Atemkalk darf auf keinen Fall artifiziell getrocknet werden!

Bei Verwendung von trockenem Atemkalk können abhängig von der Zusammensetzung des Atemkalkes, seiner Restfeuchte und dem verwendeten Narkosegas chemische Verbindungen entstehen, die möglicherweise toxisch sind. Außerdem kann es zur Bildung von Kohlenmonoxid und zur vollständigen Zerstörung des Narkosegases kommen.

Wurde das Narkosegerät von einer anderen Person oder vor einiger Zeit zusammengebaut, sollte der Zusammenbau noch einmal kontrolliert werden.

Dichtigkeitsprüfung

Ein wichtiger Punkt beim Check des Narkosegerätes ist die Dichtigkeitsprüfung. Nur in einem dichten Gerät ist gewährleistet, dass der Anästhesieführende die Zusammensetzung des Atemgases bestimmt und dass diese nicht durch einströmende Raumluft verändert wird. Dieser Aspekt ist besonders wichtig, wenn mit einem sehr niedrigen Frischgasfluss gearbeitet wird (im geschlossenen System oder im halbgeschlossenen während einer Niedrigfluss-

narkose), da dann durch eine akzidentielle Zumischung von Raumluft ein hypoxisches Gasgemisch entstehen kann, vor allem wenn Lachgas verwendet wird. Ein dichtes Gerät ist außerdem Voraussetzung für eine suffiziente Beatmung des Patienten.

Am Schluss der Überprüfung des Narkosegerätes zeigen Lidprobe (Einstellen eines Gasflusses und Überprüfen z.B. mit dem Lid, ob sich dieser am Y- oder Winkelstück wahrnehmen lässt) und Geruchsprobe (nach kurzem Aufdrehen des Verdampfers) ob Frisch- bzw. Narkosegas an den Auslass des Patiententeils gelangen.

Nachsorge des Narkosegerätes

Nach der Narkose werden die Patientenschläuche und der Reservoirbeutel entfernt, gesäubert und getrocknet, eventuell autoklaviert bzw. desinfiziert. Der Atemkalk wird kontrolliert und bei beginnender Blaufärbung ausgetauscht. Bei Verwendung

---

Tab. 5.3 Nachsorge Narkosegerät

Gasversorgung
- Verdampfer schließen
- Gaszufuhr an den Flowmeter des Messröhrenblocks beenden (zunächst Lachgas, dann Sauerstoff)
- Verschließen der Gasflasche am Reduzierventil
- Kontrolle der Verdampferfüllung, evtl. Verdampfer nachfüllen
- Kontrolle der Flaschenfüllung, evtl. Flasche austauschen

Patientensystem
- Patientenschläuche und Reservoirbeutel entfernen, säubern (desinfizieren, autoklavieren), trocknen
- Richtungsventile öffnen
- Absorberkalk kontrollieren (blau?) und evtl. wechseln
- (Volumeter „pflegen")

von Gasflaschen werden diese verschlossen, ihre Füllung kontrolliert und die Flaschen bei Bedarf ausgetauscht. Damit das Rohrsystem des Patiententeils trocknen kann, werden die Richtungsventile geöffnet. Mechanische Volumeter benötigen eine sorgfältige Pflege, die der Anweisung des Herstellers folgen sollte.

● **Check Narkosegerät**

Gasversorgung

1. Sind die Gasflaschen ausreichend gefüllt?

   Sauerstoff (neue Euronorm-Farbe = weiß):
   - Kontrolle des Flaschendrucks (max. 200 bar, langsam abnehmend)
   - Verfügbare O_2-Menge [l] = Rauminhalt Flasche [l] x Restdruck [bar]

   Lachgas (neue Euronorm-Farbe = blau):
   - evtl. Kontrolle des Flaschengewichtes
   - Verfügbare N_2O-Menge [l] = (Aktuelles Flaschengewicht [kg] – Leergewicht [kg] x 500 [l/kg]

2. Ist das Narkosegerät mit den Gasflaschen oder mit der zentralen Gasversorgung richtig verbunden?

3. Sind die Flowmeter des Meßröhrenblocks frei beweglich?

4. Ist der Verdampfer ausreichend gefüllt?

5. Sind die Undichtigkeiten im Bereich Gasversorgung?

6. (Funktioniert der Sauerstoffbypass?)

Patientensystem

1. Ist der Absorberkalk verbraucht (blau)?

2. Sind die Richtungsventile ordnungsgemäß zuammengebaut und funktionieren sie?

3. Sind die Patientenschläuche und Reservoirbeutel angeschlossen, entsprechen sie der Größe des Patienten?

4. Sind Undichtigkeiten vorhanden
   → Dichtigkeitsprobe

5. Gelangt Gas nach Betätigen der Flowmeter zum Auslaß des Patientensystems?
   → Lidprobe

6. Gelangt Inhalationsanästhetikum nach Betätigen des Verdampfers zum Auslaß des Patientensystems?
   → kurze Geruchsprobe

7. Ist das Überdruckventil geöffnet? (Stellung „Spontanatmung")

6

Führen der Inhalationsanästhesie

Bestimmen der Gaskonzentrationen und -mengen

Die eingestellten Gaskonzentrationen und -mengen richten sich primär nach dem Bedarf des Patienten, aber auch technische Kriterien, wie die Einteilung der Gasflussmessröhren und die Möglichkeiten zur Überwachung, spielen eine Rolle.

Sauerstoff

Bestimmt werden müssen Sauerstofffluss (l/min) und Sauerstoffkonzentration (Vol.-%), die der Patient erhalten soll. Zunächst sollte man sich über den minimal einzustellenden **Sauerstofffluss** klar werden. Der Patient verbraucht etwa 5 ml O_2/kg/min. Diese Sauerstoffmenge muss dem System mindestens zugeführt werden, entspricht also dem minimal an der Sauerstoffmessröhre einzustellenden Fluss.

> Sauerstoffbedarf [ml/min] =
> 5 ml/kg KM/min x Körpermasse [kg]
> = O_2 – Mindestfluss

Welcher Fluss allerdings realiter eingestellt wird, hängt auch von anderen Aspekten ab.

So bestimmt die Einteilung der Gasflussmessröhren welche Flussrate überhaupt minimal eingestellt werden kann, häufig beginnt die Messröhre erst bei 100 oder 200 ml.

Möchte man kostensparend arbeiten, bleibt man möglichst nahe am Minimalfluss (Narkose im geschlossenen oder halbgeschlossenen System). Hat man ein hohes Sicherheitsbedürfnis, wählt man einen Fluss, der zwei- oder mehrfach so hoch ist wie der Minimalfluss, da mit steigendem Frischgasfluss und abnehmendem Rückatemanteil die Gefahr von Dosierungsfehlern geringer wird. Je besser die Überwachungsmöglichkeiten sind, um so näher kann man am Minimalfluss bleiben, besonders dann, wenn die inspiratorische Sauerstoffkonzentration direkt überwacht wird. Weist das Gerät Undichtigkeiten auf, sollte mit hohem Sauerstofffluss gearbeitet werden.

Bei Geräten, die zur Nutzung als geschlossene Systeme konzipiert sind (Stephens Gerät, Kommesaroff-Gerät), wird zunächst ein Sauerstofffluss von 5 ml/kg/ min eingestellt. Da bei diesen Geräten das Überschussgasabströmventil geschlossen bleibt und deswegen ein zu hoher Frischgasfluss zunächst zu einer Volumenzunahme (Beutel füllt sich immer mehr) und dann zu einer Druckzunahme im System führt, muss der Sauerstofffluss im Verlauf der Narkose dem tatsächlichen Verbrauch des Patienten angepasst werden. Dazu orientiert man sich an der Füllung des Reservoirbeutels: ein praller Reservoirbeutel zeigt einen zu hohen Sauerstofffluss, ein schlaffer Beutel einen zu niedrigen (Voraussetzung ist ein dichtes System).

Bei Verwendung eines zweiten Trägergases (Lachgas oder Luft) ist nicht nur der Sauerstofffluss zu wählen, sondern auch die **Sauerstoffkonzentration**. Hier orientiert man sich ebenfalls am minimalen Bedarf: Normalerweise reicht eine Sauerstoffkonzentration von 21 Vol.-% aus, da durch die s-förmige Sauerstoffbindungskurve des Hämoglobins schon bei Atmung von Raumluft (21 Vol.-% O_2) das Hämoglobin zu nahezu 100 % mit Sauerstoff gesättigt ist.

Da es in jeder Narkose jedoch zu einer Beeinträchtigung des Herz-Kreislauf- und Atmungssystems kommt, setzt man aus Gründen der Patientensicherheit die minimale Sauerstoffkonzentration auf 30 Vol.-% fest. Bei den meisten Narkosegeräten lässt sich allerdings die Sauerstoffkonzentration nicht direkt einstellen, sondern sie ergibt sich aus dem Verhältnis des Sauerstoffflusses zum Fluss des zweiten Trägergases.

Lachgas

Um die potenzierende Wirkung des Lachgases optimal zu nützen, muss es in möglichst hoher Konzentration verabreicht werden. Aus der minimalen Sauerstoffkonzentration von 30 Vol.-% ergibt sich eine maximal mögliche Lachgaskonzentration von etwa 70 Vol.-%.

Stellt man den Sauerstofffluss zum Lachgasfluss im Verhältnis 1 zu 2 ein, erreicht man die angestrebten Konzentrationen mit ca. 33 Vol.-% Sauerstoff und 66 Vol.-% Lachgas (minus Konzentration des Narkosegases) annähernd.

Bei Nutzung eines sehr niedrigen Sauerstoff- bzw. Frischgasflusses muss man vor allem bei längeren Narkosen beachten, dass es im Verlauf der Narkose zu einem Abfall der Sauerstoffkonzentration und zu einem Anstieg der Lachgaskonzentration im System kommen kann. Da Sauerstoff verbraucht wird, Lachgas aber nach Sättigung der Körpergewebe unverändert wieder abgegeben wird, verschieben sich die Konzentrationsverhältnisse im Patientensystem langsam zum Lachgas hin, wenn beide Gase in geringer Menge kontinuierlich zugeführt werden.

Im geschlossenen System wird aus diesem Grund während der Erhaltungsphase kein Lachgas mehr zugeführt. Im halbgeschlossenen System kann man der Entstehung eines hypoxischen Gasgemisches durch die Wahl eines Sauerstoff-Lachgas-Verhältnisses von 1:1 oder 1:1,5 auch bei sehr niedrigem Frischgasfluss vorbeugen.

Wird bei einer Narkose mit niedrigem Frischgasfluss Lachgas verwendet, sollte wegen der oben geschilderten Problematik die inspiratorische Sauerstoffkonzentration kontinuierlich überwacht werden.

! Lachgas ist kontraindiziert bei Pneumothorax, Pneumomediastinum und Torsio ventriculi!

Bei Patienten mit Störungen der Sauerstoffaufnahme oder des -transportes (Anämie, Volumenmangel, Erkrankungen des Respirationssystems u.ä.) müssen die Vor- und Nachteile einer Verwendung von Lachgas (niedrigere Narkosegaskonzentration, aber Sauerstoffkonzentration 30 Vol.-%), gegen die Vorteile einer hohen Sauerstoffkonzentration in Verbindung mit einer eventuell höheren Narkosegaskonzentration abgewogen werden.

Nach Bestimmung des Sauerstoff-, Lachgas- oder Luftflusses sollte man diese zum Gesamtfrischgasfluss addieren und überdenken, ob dieser – zum Beispiel zugunsten einer geringeren Trägheit des Systems oder wegen Undichtigkeiten im System – erhöht werden sollte.

Richtwerte können hier kaum gegeben werden, da die Entscheidung sehr vom Narkoseführenden (Sicherheitsbedürfnis ÷ Sparsamkeit), vom Gerät (Art, Alter, Dichtigkeit), von der Narkoseführung (mit und ohne Lachgas) und vom Patienten (Körpermasse) abhängen. Arbeitet man in einem geschlossenen System erübrigen sich diese Überlegungen, da hier nur der errechnete Bedarf des Patienten zugeführt werden kann.

Inhalationsanästhetika

Inhalationsanästhetika sind kreislauf- und atemdepressiv, sie sollten deswegen auf die notwendigen Konzentrationen beschränkt werden. Ständiges Wachwerden muss jedoch ebenfalls vermieden werden. Die benötigte Konzentration ist abhängig von der Potenz des verwendeten Inhalationsanästhetikums (MAC): So werden bei Verwendung von Isofluran im Durchschnitt etwas höhere Konzentrationen benötigt als bei Halothan. Die Applikation von Lachgas senkt die benötigte Konzentration durch den potenzierenden Effekt des Lachgases.

Einen entscheidenden Einfluss haben Art und Dosierung der Prämedikation/Narkoseeinleitung. Werden länger wirkende Sedativa und/oder Analgetika eingesetzt, so besteht während der Inhalationsanästhesie eine gewisse Grundsedation und/oder -analgesie. Aus diesem Grund reicht eine relativ niedrige Narkosegaskonzentration zur Vertiefung und Erhaltung der Anästhesie aus. Anders nach der Einleitung mit (ultra-)kurz wirkenden Hypnotika (z.B. Propofol, Thiobarbiturate). Da deren Wirkung nach wenigen Minuten abklingt, muss die Anästhesie vollständig durch das Inhalationsanästhetikum erhalten werden: hohe Konzentrationen sind notwendig. Opioide und Medetomidin reduzieren durch ihre potenzierende Wirkung den Bedarf an Inhalationsanästhetikum deutlich.

Auch der chirurgische Stimulus spielt eine entscheidende Rolle, umso mehr, da die Inhalationsanästhetika keinen analgetischen Effekt haben. Eine zusätzliche Lokal- oder Regionalanästhesie kann deswegen den Anästhetikabedarf deutlich reduzieren.

Bei längeren Narkosen sinkt die zur Erhaltung der Anästhesie notwendige Konzentration über die Zeit. Bei einer Störung des Allgemeinbefindens des Patienten ist sie ebenfalls vermindert. Abhängig von den Erfahrungen, die man mit der verwendeten Prämedikation/Narkoseeinleitung gemacht hat, und der bestehenden Situation schätzt man zunächst die notwendige Konzentration des Inhalationsanästhetikums ab. Um der Forderung nach einer möglichst niedrigen Konzentration gerecht zu werden, sollte man während der Narkose die Narkosetiefe möglichst regelmäßig überprüfen und die gewählte Einstellung individuell anpassen.

● Sauerstofffluss – Fallbeispiele

1. Patient: Dogge, Körpermasse 50 kg, 1 Jahr
  Operation: Arthrotomie wegen eines fragmentierten Processus coronoideus
  Narkosegerät: Herkömmliches älteres, aber dichtes Narkosekreissystem, Gas-
        flussmessröhre bei 100 ml (0,1 l) beginnend, mit einer Skalierung in
        50-ml-Schritten.
  Überwachung: Regelmäßige klinische Überwachung des Patienten und des Narkose-
        gerätes durch die Tierarzthelferin; EKG und Pulsoximetrie
  Sauerstoff: Mindestfluss: 5 ml/kg/min x 50 kg = 250 ml/min
        Gewählter Fluss: 300 ml/min
  Beurteilung: Narkose im halbgeschlossenen System unter sehr guter Ausnutzung
        der Rückatmung trotz einer kleinen „Sicherheitszugabe" von 50 ml
        Sauerstoff/Minute. Wegen des niedrigen Flusses und des hohen
        Rückatemanteils ist diese Narkose kostensparend. Durch den
        geringen Fluß reagiert das System relativ träge auf Änderungen der
        Narkosegaskonzentration

2. Patient: Katze, Körpermasse 3 kg, 3 Jahre
  Operation: Osteosynthese Humerus
  Narkosegerät: Herkömmliches älteres, aber dichtes Narkosekreissystem, Gasfluss-
        messröhre bei 200 ml (0,2 l) beginnend mit 100-ml-Skalierung.
  Überwachung: Pulsoximetrie
  Sauerstoff: Mindestfluss: 5 ml/kg/min x 3 kg = 15 ml/min
        Gewählter Fluss: 200 ml/min (wegen Einteilung der Messröhre)
  Beurteilung: Es ist zwar eine Narkose im halbgeschlossenen System möglich,
        aufgrund der technischen Voraussetzungen ist der gewählte Fluss
        jedoch deutlich höher als der Bedarf des Patienten, die Möglichkeit
        zur Rückatmung wird nicht effektiv genutzt. Auch reagiert das
        System wegen des absolut recht geringen Flusses träge auf
        Änderungen der Narkoseführung.

3. Patient: Dogge, Körpermasse 50 kg, 1 Jahr
  Operation: Laparotomie wegen einer Torsio ventriculi
  Narkosegerät: Herkömmliches älteres Narkosekreissystem, Gasflussmessröhre bei
        200 ml beginnend mit 100-ml-Skalierung. Bei der Dichtigkeits-
        prüfung wurde eine Undichtigkeit festgestellt, die aufgrund des
        Zeitdruckes nicht beseitigt werden konnte.
  Überwachung: Durch den Chirurgen, kein Hilfspersonal anwesend; EKG
  Sauerstoff: Mindestfluss: 5 ml/kg/min x 50 kg = 250 ml/min
        Gewählter Fluss: 1500 ml/min
  Beurteilung: Das Narkosegerät wird auch hier noch als halbgeschlossenes System
        (Sauerstoffbedarf 250 ml < Frischgasfluss 1500 ml/min < Atem-
        minutenvolumen 7500 ml/min) betrieben, wegen der Undichtigkeit
        des Systems und der geringen Überwachungs- und Hilfsmöglich-
        keiten wurde jedoch eine recht hohe „Sicherheitszugabe" gewährt.

4. Patient: Katze, Körpermasse 3 kg, 3 Jahre
Operation: Osteosynthese Humerus
Narkosegerät: Herkömmliches älteres Narkosekreissystem, geringe Undichtigkeit. Gasflussmessröhre bei 200 ml (0,2 l) beginnend, mit 100-ml-Skalierung.
Überwachung: Nur durch den Chirurgen selbst
Sauerstoff: Mindestfluss: 5 ml/kg/min x 3 kg = 15 ml/min
Gewählter Fluss: 500 ml/min
Angestrebt wurde wegen der Einteilung der Gasflussmessröhre, den sehr eingeschränkten Überwachungsmöglichkeiten, der Undichtigkeit des Systems und wenig Erfahrung bei der Inhalationsnarkose eine Narkoseführung mit möglichst wenig Risiken.
Beurteilung: Durch den hohen Sauerstofffluss wird in diesem Fall im halboffenen System gearbeitet (Frischgasfluss 500 ml > Atemzeitvolumen 450 ml). Die Möglichkeit zur Rückatmung wird nicht genutzt, das System arbeitet relativ kostenintensiv, allerdings wird dem Bestreben nach möglichst großer Sicherheit Rechnung getragen.

● **Gesamtfrischgasfluss – Fallbeispiele**

1. Patient: Katze, Körpermasse 3 kg, 3 Jahre
Operation: Osteosynthese Humerus
Narkosegerät: Herkömmliches älteres, aber dichtes Narkosekreissystem, Gasflussmessröhre bei 200 ml beginnend, mit 100-ml-Skalierung.
Sauerstoff: Gewählter Fluss 200 ml/min
Lachgas: Keine Verwendung von Lachgas
Gesamtgasfluss: 200 ml/min
Beurteilung: Das System reagiert wegen des geringen Flusses sehr träge auf Änderungen der Narkoseführung.
Korrektur: Erhöhung des Gasflusses auf 400 ml/min durch Erhöhung des Sauerstoffflusses. Als Folge wird der Rückatemanteil geringer, das System uneffektiver, aber schneller.

2. Patient: Katze, Körpermasse 3 kg, 3 Jahre
Operation: Osteosynthese Humerus
Narkosegerät: Herkömmliches älteres, aber dichtes Narkosekreissystem, Gasflussmessröhre bei 200 ml beginnend, mit 100-ml-Skalierung
Sauerstoff: 200 ml/min
Lachgas: 400 ml/min
Gesamtgasfluss: 600 ml/min
Beurteilung: Aufgrund der Einteilung der Gasflussmessröhre und der Zumischung von Lachgas ergibt sich ein ausreichend hoher Gesamtgasfluss.
Korrektur: Keine

● **Lachgas – Fallbeispiel**

Patient:	Dogge, Körpermasse 50 kg, 1 Jahr
Operation:	Arthrotomie wegen eines fragmentierten Processus coronoideus
Sauerstoff:	Mindestfluss 5 ml/kg/min x 50 kg = 250 ml/min + „Sicherheits- zugabe" → gewählter Fluss 300 ml/min
Lachgas:	Sauerstoff-Lachgas-Verhältnis 1:2 → Lachgasfluss 600 ml/min ≈ 70 Vol.-%

Phasen der Inhalationsanästhesie

Anflutphase

Zu Beginn der Inhalationsanästhesie, während der so genannten Anflutphase, wird die Narkose vertieft, bis ein chirurgisches Toleranzstadium erreicht ist. Häufig wird für die Anflutphase eine höhere Narkosegaskonzentration empfohlen, als für die spätere Erhaltung der Narkose. Ob diese höhere Narkosegaskonzentration notwendig ist, hängt vor allem von der durch Prämedikation/Einleitung (Tab. 6.1, 6.2) erzeugten aktuellen Narkosetiefe ab. In dieser Phase überschneiden sich zwei gegenläufige Vorgänge: Zum einen klingt die meist als Injektionsanästhesie verabreichte Narkoseeinleitung mehr oder weniger schnell ab, zum anderen flutet das Narkosegas im Körper an.

Wird ein relativ wacher Patient an das Narkosegerät gekoppelt, muss versucht werden, der abklingenden Narkoseeinleitung entgegenzuwirken und möglichst schnell eine ausreichende Narkosetiefe durch die Inhalationsanästhesie zu erreichen. Man wählt aus diesem Grund eine hohe Konzentration an Inhalationsanästhetikum am Verdampfer.

Schläft der Patient dagegen noch tief, kann während die Wirkung der Narkoseeinleitung allmählich abklingt das Narkosegas langsam anfluten. In diesem Fall reicht eine Verdampfereinstellung, die sich nur wenig oder nicht von der Erhaltungskonzentration unterscheidet.

Ähnlich beeinflusst die Zeit bis zum Operationsbeginn die notwendige Narkosegaskonzentration in der Anflutphase. Je mehr Zeit zwischen dem Ankoppeln des Tieres an das Gerät und dem Beginn der Operation verbleibt, umso langsamer kann die Narkose vertieft werden, um so geringer kann die gewählte Konzentration sein.

! **Das Anfluten der Narkose mit einer niedrigen Narkosegaskonzentration ist für den Patienten risikoärmer. Zum einen verursachen geringere Konzentrationen geringere Nebenwirkungen, zum andern ist das Risiko von Narkosefehlern (irrtümliches Beibehalten der hohen Verdampfereinstellung) geringer.**

Muss die Narkose eines wachen Patienten schnell vertieft werden, sollte nicht nur eine hohe Narkosegaskonzentration gewählt werden, sondern auch ein hoher Frischgasfluss. Bei Nutzung der Rückatmung (halbgeschlossenes, geschlossenes Gerät) entspricht das Inspirationsgas in seiner Zusammensetzung nicht dem Frischgas, sondern ist eine Mischung aus zurückgeatmeter Ausatemluft und Frischgas. Die reell eingeatmete Narkosegaskonzentration hängt deswegen von der Narkosegaskonzentration in der Ausatemluft und im Frischgas sowie vom Anteil der Rückatmung und damit vom Frischgas-

Tab. 6.1 Einige Beispiele für die Narkoseeinleitung vor der Inhalationsnarkose beim Hund

Prinzip	Medikament	Dosierung	Beurteilung für die Inhalationsnarkose
• Einleitung mit Hypnotika	Thiobarbiturat	5-10 mg/kg KM i.v.	➤ Kurz wirkende Narkoseeinleitung ohne analgetischem Effekt.
	Propofol	4-7 mg/kg KM i.v. ohne Prämedikation 2-4 mg/kg KM i.v. mit Prämedikation	➤ Die Narkose wird allein durch das Inhalationsanästhetikum aufrechterhalten. ➤ Hohe Konzentrationen des Inhalationsanästhetikums sind notwendig. ➤ Das Tier wird unmittelbar nach der Inhalationsnarkose wach. ➤ Bei Prämedikation unter Umständen verzögerte Aufwachphase.
• Einleitung mit langwirkendem Opioid	l-Methadon Acepromazin	0,25-0,75 mg/kg KM i.v., i.m. 0,05-0,15 mg/kg KM i.v., i.m.	➤ Lang wirkende Narkoseeinleitung mit guter analgetischer und sedativer Wirkung. ➤ Relativ niedrige Konzentrationen des Inhalationsanästhetikums werden benötigt.
	l-Methadon Diazepam	0,25-0,75 mg/kg KM i.v. 0,5-1,0 mg/kg KM i.v.	➤ Atemdepression durch das Opioid. ➤ Das Erwachen verläuft aufgrund der Wirkdauer der Einleitung häufig sehr ruhig und verzögert. ➤ Die Unterdrückung des Hustenreflexes erleichtert die Intubation. ➤ Gute postoperative Analgesie. ➤ **Vorsicht! Acepromazin wegen der α-Adrenolyse nicht bei Risikopatienten verwenden!**
• Einleitung mit Ketaminkombination	Ketamin Xylazin	3,0 mg/kg KM i.v. 0,3 mg/kg KM i.v. nach Prämedikation mit 0,5-1,0 mg/kg KM Diazepam i.v. (max. 20 mg/Tier) und 0,02-0,05 mg/kg KM Atropin i.v.	➤ Relativ kurz wirkende Narkoseeinleitung mit analgetischem und sedativem Effekt. ➤ Abhängig von der Narkosedauer und der noch vorhandenen Analgesie/Sedation sind mittlere bis hohe Konzentrationen des Inhalationsanästhetikums notwendig. ➤ Das Tier wird relativ bald nach der Inhalationsnarkose wach. ➤ Evtl. Vertiefung der Anästhesie zur Intubation notwendig.
• Prämedikation mit α_2-Adrenozeptoragonist	Medetomidin	10-(40) µg/kg KM s.c., i.m., i.v.	➤ Deutliche Reduktion der notwendigen Dosis von Narkoseeinleitung und Inhalationsanästhetikum auch schon bei geringen, nebenwirkungsarmen Dosen.

Tab. 6.2 Einige Beispiele für die Narkoseeinleitung vor der Inhalationsnarkose bei der Katze

Prinzip	Medikament	Dosierung	Beurteilung für die Inhalationsnarkose
• Intravenöse Einleitung mit Hypnotika	Thiobarbiturat	5-10 mg/kg KM i.v.	➤ Intravenöse Einleitung notwendig.
	Propofol	6-8 mg/kg KM i.v. ohne Prämedikation 1-3 mg/kg KM i.v. mit Prämedikation	➤ Kurz wirkende Narkoseeinleitung ohne analgetischen Effekt. ➤ Die Narkose wird allein durch das Inhalationsanästhetikum aufrechterhalten. ➤ Hohe Konzentrationen des Inhalationsanästhetikums sind notwendig. ➤ Das Tier wird unmittelbar nach der Inhalationsnarkose wach. ➤ Bei Prämedikation unter Umständen verzögerte Aufwachphase.
• Intravenöse Einleitung mit Steroiden	Alfaxolon/ Alfadolon (Saffan®)	3-9 mg/kg KM Gesamtsubstanz i.v.	➤ Intravenöse Einleitung notwendig. ➤ Kurz wirkende Narkoseeinleitung mit analgetischem Effekt. ➤ Die Narkose wird allein durch das Inhalationsanästhetikum aufrechterhalten. ➤ Hohe Konzentrationen des Inhalationsanästhetikums sind notwendig. ➤ Das Tier wird unmittelbar nach der Inhalationsnarkose wach.
• Einleitung mit Ketamin- bzw. Tiletaminkombination	Ketamin Xylazin	5,0-10,0 mg/kg KM i.m., s.c. 0,5-1,0 mg/kg KM i.m., s.c. (0,02-0,05 mg/kg KM Atropin i.m., s.c.)	➤ Intramuskuläre Applikation. ➤ Mittellang wirkende Narkoseeinleitung mit analgetischem und sedativem Effekt. ➤ In der Regel reichen niedrige Konzentrationen des Inhalationsanästhetikums aus.
	Ketamin Diazepam	10,0-15,0 mg/kg KM i.m., s.c. 0,3-0,5 mg/kg KM i.m., s.c. (0,02-0,05 mg/kg KM Atropin i.m., s.c.)	➤ Das Tier wird relativ bald nach der Inhalationsnarkose wach. ➤ Evtl. Vertiefung der Anästhesie zur Intubation notwendig.
	Tiletamin/ Zolazepam	5-10 mg/kg KM Gesamtsubstanz i.m., s.c.	
	Ketamin Acepromazin	20,0 mg/kg KM i.m. 0,5 mg/kg KM i.m. Maximaldosis: 80 mg Ketamin und 2 mg Acepromazin/Katze	➤ Intramuskuläre Applikation. ➤ Lang wirkende Narkoseeinleitung mit guter analgetischer und sedativer Wirkung. ➤ Relativ niedrige Konzentrationen des Inhalationsanästhetikums werden benötigt. ➤ Das Erwachen verläuft aufgrund der Wirkdauer der Einleitung häufig ruhig und verzögert.

Tab. 6.2 Fortsetzung

Prinzip	Medikament	Dosierung	Beurteilung für die Inhalationsnarkose
			➤ Vorsicht! Acepromazin wegen der α-Adrenolyse nicht bei Risikopatienten verwenden! Auch beim Medetomidin erhebliche Nebenwirkungen.
	Ketamin Medetomidin	10 mg/kg KM i.m. 50 µg/kg KM i.m.	➤ Die Unterdrückung der Schutzreflexe bei Verwendung von Medetomidin erleichtert die Intubation.
• Prämedikation mit α_2-Adrenozeptoragonist	Medetomidin	10-(40-80) µg/kg KM s.c., i.m., i.v.	➤ Deutliche Reduktion der notwendigen Dosis von Narkoseeinleitung und Inhalationsanästhetikum auch schon bei geringen, nebenwirkungsarmen Dosen.
• Prämedikation mit Opioid	l-Methadon	0,1-0,25 mg/kg KM s.c., i.m., i.v.	➤ Reduktion der notwendigen Dosis von Narkoseeinleitung und Inhalationsanästhetikum. ➤ Gute postoperative Analgesie.

zufluss ab. In der Anflutphase nimmt der Patient viel Narkosegas auf, die Ausatemluft enthält deswegen kein oder wenig Inhalationsanästhetikum. Bei einem hohen Rückatemanteil (geringer Frischgasfluss), ist die Narkosegaskonzentration im Inspirationsgas deutlich niedriger als im Frischgas, d.h. als die Verdampfereinstellung. Hält man jedoch den Rückatemanteil durch einen hohen Frischgasfluss gering, ist der Anteil an Frischgas im eingeatmeten Gas und damit die Anästhetikakonzentration hoch.

Aus diesem Grund ist es sinnvoll, während der Erhaltungsphase zwar einen niedrigen Frischgasfluss zu wählen, um kostensparend zu arbeiten, in der Anflut- und Abflutphase jedoch mit hohem Fluß zu arbeiten, damit sich Änderungen der Narkosegaskonzentration schnell auf den Patienten auswirken.

Eine weitere Möglichkeit, die Aufnahme des Narkosegases zu fördern und den Patienten schneller einschlafen zu lassen, ist die gleichzeitige Applikation einer hohen Lachgaskonzentration (Second-gas-Effekt des Lachgases).

Je höher das Atemzeitvolumen des Patienten ist, um so mehr Narkosegas gelangt pro Zeiteinheit in seine Alveolen und kann von dort ins Blut diffundieren. Patienten mit hohem Atemzeitvolumen erreichen die angestrebte Narkosetiefe deswegen schneller als Patienten mit niedrigem Atemzeitvolumen (atemdepressive Wirkung der Anästhetika). Auch diesen Zusammenhang kann man bei der Narkoseführung nutzen. Möchte man bei einem sehr wachen Patienten schnell die Narkose vertiefen, ist die „künstliche" Steigerung des Atemzeitvolumens durch Beatmung des Patienten ein sehr wirkungsvolles Mittel.

Ein Problem stellen hechelnde Hunde dar. Sie bewegen nur das Gas des Totraumes hin und her und atmen deswegen praktisch kein „neues", aus dem Narkosegerät stammendes Gas ein. So gelangt kein Narkosegas in die Alveolen des Patienten solange er hechelt. Es entsteht ein Circulus vitiosus. Einerseits hechelt der Patient (meist) wegen einer zu geringen Narkosetiefe, andererseits gelingt die Vertiefung der Narkose nicht, weil der Patient hechelt. Um dem zu entgehen, muss das Hecheln „durchbrochen werden". Dies glückt durch Beatmung des Patienten mit dem Reservoirbeutel des Narkosegerätes. Durch die Erhöhung des Atemzeitvolumens gelangt Narkosegas in die Alveolen und wird dort aufgenommen, der Patient schläft ein und atmet häufig wieder ruhig. Allerdings kann es vorkommen, dass durch die Beatmung die Spontanatmung ausgeschaltet wird. In diesem Fall wird versucht, diese durch langsame Reduktion des verabreichten Volumens wieder zu initiieren, oder der Patient wird während der Operation beatmet.

Eine zweite Möglichkeit das Problem des wachen Patienten oder des Hechelns zu lösen, ist die Vertiefung der Narkose mittels einer Injektion, z.B. durch Nachdosierung von Diazepam oder Propofol. Hier besteht das Risiko eines durch die atemdepressive Wirkung des Injektionsanästhetikums verursachten, meist transienten, Atemstillstands.

Bei der Nutzung eines geschlossenen Systems sollte dieses vor dem Ankoppeln des Patienten mit Sauerstoff gefüllt werden, um der Entstehung eines hypoxischen

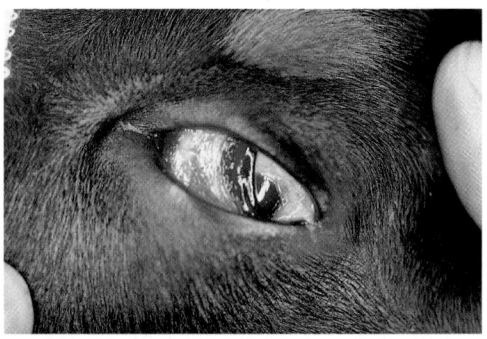

Abb. 6.1 Nach ventral rotierter Bulbus.

Gasgemisches vorzubeugen. Da bei dieser Art der Narkoseführung nur der vom Patienten verbrauchte Sauerstoff und das aufgenommene Narkosegas zugeführt werden, kommt es zu einer Anreicherung des Luftstickstoffes im System. Aus diesem Grund sollte außerdem das Narkosesystem nach einigen Minuten mit Sauerstoff gespült werden. Dazu öffnet man das Überschussgasabströmventil oder entfernt und entleert den Reservoirbeutel und betätigt den Sauerstoffflush bzw. wählt kurzzeitig einen hohen Sauerstofffluss.

Erhaltungsphase

Ist das gewünschte Narkosestadium erreicht, sollte die Narkosegaskonzentration auf die minimal zur Erhaltung notwendige Konzentration reduziert werden, um eine unnötige Atem- und Kreislaufdepression durch das Inhalationsanästhetikum zu vermeiden. Deswegen sollten während der Narkose die Narkosetiefe, Atmung und Kreislauf möglichst regelmäßig überprüft bzw. überwacht werden und die gewählte Verdampfereinstellung je nach Ergebnis der Überwachung individuell anpasst werden.

Im chirurgischen Toleranzstadium ist bei Hund und Katze der Lidreflex ausgefallen und die Bulbi sind nach ventral rotiert (Abb. 6.1). Eine zentrale Stellung der Bulbi kann

Tab. 6.3 Das Problem in der Anflutphase: Wacher oder hechelnder Patient

Vertiefung der Narkose
- Hohe Narkosegaskonzentration
- Hoher Frischgasfluss
- (Hohe Lachgaskonzentration)
- Bolus eines Injektionsanästhetikums
- Beatmung (Narkosegasaufnahme)

bei einem wachen Patienten, aber auch bei einer Überdosierung, beobachtet werden. Sie muss deswegen im Zusammenhang mit anderen Befunden bewertet werden.

Nicht immer ist jedoch das Erreichen des Toleranzstadiums notwendig: Wird die Schmerzausschaltung durch eine Lokalanästhesie erreicht, muss die Narkose nur so tief sein, dass der Patient keine Spontanbewegungen macht, sich in entsprechender Position lagern und fixieren lässt, sowie auf Lagerung, Manipulationen und Operation nicht reagiert.

Erscheint die Narkosetiefe unzureichend, ist es sinnvoll zu differenzieren, ob eine unzureichende Schmerzausschaltung (z.B. während einer besonders schmerzhaften Operationsphase) das Problem ist, oder ob die Hypnose nicht ausreichend ist, der Patient also wach wird. Sinnvoll ist die Differenzierung deswegen, weil Inhalationsanästhetika keine analgetische Wirkung haben. Fehlt die Analgesie, ist es besser, ein Analgetikum zu verabreichen als die Narkosegaskonzentration zu erhöhen. Mit einer höheren Narkosegaskonzentration erzielt man zwar eine Ausschaltung des Schmerzempfindens, man erreicht sie aber nur durch eine sehr tiefe Hypnose und erkauft sich diese mit ausgeprägten Nebenwirkungen. Ein Analgetikum kann denselben Effekt durch seine spezifische analgetische Wirkung nebenwirkungsärmer erzielen.

Oft kann die Entscheidung, ob Schmerz oder generelles Wachwerden das Problem ist, schon durch den Verlauf von Narkose und Operation geklärt werden: Zeigt der Patient keinen Lidreflex und nach ventral rotierte Bulbi, aber seine Herz- und/oder Atemfrequenz steigt, ist ein analgetisches Problem wahrscheinlich, ebenso wenn gerade eine besonders schmerz- oder reizintensive Phase der Operation durchlaufen wird. So reagieren viele Hündinnen

Tab. 6.4 Das Problem in der Erhaltungsphase: Unzureichende Narkosetiefe

Anzeichen:

- Zunahme der Atemfrequenz bzw. Tachypnoe oder Hecheln
- Tiefere oder flachere Atemzüge
- Zunahme der Herzfrequenz bzw. Tachykardie
- Blutdruckanstieg
- Zentrale Stellung des Bulbus
- Spontaner Lidreflex
- Spontanbewegungen
- Bei kontrolliert beatmeten Patienten: Zwischenatmen (Einsetzen der Spontanatmung)

auch in tiefer Narkose auf Zug an den Eierstockbändern.

In manchen Fällen bleibt jedoch unklar, ob fehlende Analgesie oder Hypnose die Ursache einer unzureichenden Narkosetiefe sind. Mit Hilfe einer Testdosis eines analgetisch wirkenden Medikamentes kann dies geklärt werden:

▶ 1–3 mg/kg KM Ketamin i.v. (auch in Kombination mit 0,1–0,3 mg/kg KM Xylazin)

▶ 0,25 mg/kg KM l-Methadon i.v.

▶ 0,01–0,02 mg/kg KM Fentanyl i.v. (Opioide nur einsetzen, wenn vorher keine oder nur kurz wirkende Opioide verabreicht wurden.)

Zeigt der Patient Anzeichen einer unzureichenden Narkosetiefe, wird eine höhere Narkosegaskonzentration am Verdampfer eingestellt. Wie hoch diese sein sollte, hängt vor allem vom Wachheitsgrad des Patienten ab. Wird das Erwachen des Patienten an der allmählichen Zunahme oder am Wiedereinsetzen des Lidreflexes bemerkbar, so reicht es häufig, die Erhaltungskonzentration geringgradig zu erhöhen (z.B. von 1,2 Vol.-% Isofluran auf 1,5 Vol.-%). Macht sich die unzureichende Narkosetiefe durch plötzliche Spontanbewegungen bemerkbar, so muss die Narkose schnell und deutlich vertieft werden. Hier kann es notwendig sein, am Verdampfer für kurze Zeit die maximal mögliche Konzentration zu wählen (Isofluran 5 Vol.-%, Halothan 4 Vol.-%).

Muss man kurzfristig sehr hohe Narkosegaskonzentrationen einstellen, sollte man den Patienten auf keinen Fall verlassen, ihn sorgfältig beobachten und die Hand stets am Verdampfer belassen. So wird verhindert, dass solche hohen Konzentrationen unnötig lange verabreicht werden, oder dass vergessen wird, die Konzentration nach Erreichen des gewünschten Effektes zu reduzieren. Hohe Narkosegaskonzentrationen können innerhalb sehr kurzer Zeit eine lebensbedrohliche Atem- und Kreislaufdepression verursachen.

Soll schnell eine Änderung der Narkosetiefe erreicht werden, ist es – analog zur Anflutphase – sinnvoll, den Frischgasfluss zu erhöhen und den Patienten zu beatmen, um die Veränderung schnell für den Patienten wirksam zu machen. Beide Möglichkeiten sollte man auch unbedingt anwenden, wenn die Narkose zu tief erscheint oder wenn es zu einem Narkosezwischenfall gekommen ist.

Ebenfalls analog zur Anflutphase kann es auch während der Erhaltungsphase sinnvoll sein, die Narkose durch ein intravenös verabreichtes Injektionsanästhetikum zu vertiefen. Dies gilt vor allem dann, wenn der Patient sehr wach ist und/oder Analgesie fehlt. Bei intravenöser Applikation wird die gewünschte Narkosetiefe meist schon unter der Injektion, also nach einigen Sekunden erreicht. Auch wenn man alle Möglichkeiten der Inhalationsanästhesie (Inhalationsanästhetikum mit geringer Löslichkeit, hohe Narkosegaskonzentration, hoher Frischgasfluss, Beatmung) nutzt, ist die Zeitdauer bis zum Erreichen der notwendigen Narkosetiefe eher im Minutenbereich anzusiedeln. Durch die Vertiefung mit einem Injektionsanästhetikum (oder einer Kombination) vermeidet man sehr hohe, stark atem- und kreislaufdepressive Narkosegaskonzentrationen. Schläft der Patient nach der Injektion wieder ausreichend tief, wird am Verdampfer eine höhere Erhaltungskonzentration eingestellt.

Bei längeren Narkosen können in deren Verlauf die Narkosegaskonzentration häufig deutlich reduziert werden (z.B. von 1,5 Vol.-% Isofluran auf 1 Vol.-%).

Bei Nutzung eines geschlossenen Systems (Stephens-System) kann in der Erhaltungsphase die Konzentration des Narkosegases deutlich gesenkt bzw. vollständig beendet werden. Da zu diesem Zeitpunkt der größte Teil der Gewebe mit Narkosegas gesättigt ist, wird praktisch kein Narkosegas mehr aufgenommen. Die inspiratorische Konzentration entspricht weitgehend der exspiratorischen und das im System befindliche Narkosegas wird immer wieder zurückgeatmet. Ersetzt werden muss das Gas, das noch in die Körpergewebe aufgenommen oder verstoffwechselt wird (Metabolisierungsrate: Isofluran <0,2%, Halothan bis 20%, Sevofluran 3–5%).

Wird im geschlossenen System mit Lachgas gearbeitet, wird in der Erhaltungsphase die Lachgaszufuhr beendet. Da die Körpergewebe zu diesem Zeitpunkt auch mit Lachgas gesättigt sind, wird kein Lachgas mehr aufgenommen (minimale Verluste über die Haut). Eine Fortsetzung des Lachgaszuflusses würde wegen des fehlenden „Verbrauchs" zu einer Lachgasanreicherung und der Entstehung eines hypoxischen Gasgemisches führen. Unbedingte Voraussetzung für die Verwendung von Lachgas im geschlossenen System ist – wegen der komplizierten Gaskinetik im geschlossenen System – eine kontinuierliche Messung der inspiratorischen Sauerstoffkonzentration.

Ausleitungsphase

Beim Ausleiten des Patienten gilt es, die gute Steuerbarkeit der Inhalationsnarkose so zu nutzen, dass die Narkose so lange erhalten wird, wie für Operation und Untersuchung notwendig ist, der Patient aber nicht unnötig lange nachschläft. Auch ökonomische Belange können das Narkoseregime in dieser Phase beeinflussen. So können durch geschickte Nutzung des Rückatemsystems Kosten gespart werden, indem das Narkosegas frühzeitig reduziert und das schon im System befindliche Gas zur Erhaltung der Anästhesie genutzt wird.

Unsicherheiten bestehen vor allem über den Zeitpunkt der Beendigung der Lachgas- und Narkosegaszufuhr. Der günstigste Zeitpunkt zur Narkosegasreduktion hängt von verschiedenen Faktoren ab:

► **Der aktuellen Narkosetiefe**
Je tiefer der Patient in Narkose ist, umso früher kann die Narkosegaszufuhr beendet, also der Verdampfer auf Null gestellt werden.

► **Der Narkosedauer**
Je länger die Narkose dauerte, umso früher kann die Narkosegaskonzentration reduziert werden. Bei solchen Patienten sind alle Gewebe mit Inhalationsanästhetikum gesättigt, d.h. sie haben relativ große Mengen abzugeben, das Abfluten dauert deswegen länger. Nach langen Operationen verlängert außerdem häufig die reduzierte Körpertemperatur die Aufwachphase.

► **Dem verwendeten Inhalationsanästhetikum**
Je schlechter löslich ein Inhalationsanästhetikum ist, umso schneller wird es auch aus dem Körper wieder abgegeben. Nach Sevofluran werden die Patienten deswegen am schnellsten wach, nach Isofluran schneller als nach Halothan.

Aus diesem Grund kann die Halothanzufuhr häufig schon vor Abschluss der Operation beendet werden, während Isofluran bei vielen Patienten bis zum Abkoppeln vom Gerät appliziert werden muss.

► **Der Prämedikation/Narkoseeinleitung**
Wurde eine kurzwirkende Narkoseeinleitung verwendet, wird die Narkose am Ende der Operation ausschließlich durch das Inhalationsanästhetikum aufrecht erhalten. Der Patient wird nach Reduktion der Gaskonzentration schnell wach. Wurde eine länger wirkende sedativ-analgetische Narkoseeinleitung genutzt, wacht der Patient wegen der bestehenden Restwirkung langsamer auf, das Narkosegas kann deswegen früher reduziert werden.

► **Dem chirurgischen Stimulus**
Je reizintensiver eine Operation oder Untersuchung in der Schlussphase ist, umso länger muss Narkosegas zugeführt werden.

► **Noch geplanten Manipulationen (Röntgen, Verband, Zahnsanierung)**
Manipulationen in der Aufwachphase fördern die Entstehung von Exzitationen. Aus diesem Grund ist es meist schonender für den Patienten, wenn die Narkose ausreichend lange in ausreichender Tiefe erhalten wird und der Patient noch schlafend in ruhige Umgebung verbracht wird, um dort ohne Exzitationen aufzuwachen.

► **Dem Frischgasfluss**
Ein hoher Frischgasfluss bewirkt einen guten Verdünnungseffekt im Kreissystem und damit eine schnelle Reduktion der inspiratorischen Narkosegaskonzentration. Der Patient erwacht schnell. Bei einem niedrigen Frischgasfluss bedingt der hohe Rückatemanteil eine langsame Reduktion der Narkosegaskonzentration. Der Patient

erwacht langsam. Aus diesem Grund kann bei niedrigem Frischgasfluss die Zufuhr an Narkosegas schon während der Operation beendet werden und so Narkosegas gespart werden, also kostengünstig gearbeitet werden.

Was muss bei der Verwendung von Lachgas beachtet werden?

Häufig wird danach gefragt, ob zuerst das eigentliche Narkosegas oder das Lachgas reduziert werden muss.
Man kann zwar durch die gleichzeitige Reduktion von beiden Gasen die Abgabe des Narkosegases beschleunigen (analog zum Anfluten, Second-gas-Effekt), prinzi-

piell jedoch kann die Zufuhr beider Gase unabhängig voneinander, in jeder beliebigen Reihenfolge beendet werden.

Viel entscheidender ist die zeitliche Beziehung zwischen dem Ende der Lachgaszufuhr und dem Abkoppeln des Patienten vom System. Atmet der Patient nach einer Narkose mit einem Lachgasgemisch lachgasfreies Gas ein, so entsteht ein großes Partialdruckgefälle zwischen der lachgasfreien Alveolarluft und dem mit Lachgas gesättigten Blut. Wegen der geringen Löslichkeit und dem guten Diffusionsvermögen von Lachgas diffundieren dann in kurzer Zeit entlang dieses Partialdruckgefälles große Mengen von Lachgas aus

---

● **Inhalationsanästhetikum – Fallbeispiele**

1. Patient: Dogge, Körpermasse 50 kg, 1 Jahr
Operation: Arthrotomie wegen eines fragmentierten Processus coronoideus
Einleitung: Propofol 7 mg/kg KM i.v.
Trägergas: Sauerstoff
Halothan: Anflutphase 4 Vol.-% (s.u.) Erhaltung 2 Vol.-%
Isofluran: Anflutphase 5 Vol.-% Erhaltung 3 Vol.-%
Beurteilung: Wegen der kurz wirkenden Narkoseeinleitung, dem Verzicht auf Lachgas, dem Fehlen eines analgetischen Effektes, dem guten Allgemeinbefinden und dem Alter des Patienten sind wahrscheinlich hohe Konzentrationen notwendig.
CAVE! Wegen der geschilderten Einflüsse sind die oben genannten Zahlen nur als Beispiele zu verstehen, nicht als Dosierungsvorschriften!

2. Patient: Dogge, Körpermasse 50 kg, 1 Jahr
Operation: Arthrotomie wegen eines fragmentierten Processus coronoideus
Einleitung: Acepromazin 0,1 mg/kg KM + 0,5 mg/kg KM l-Methadon i.v.
Trägergas: Sauerstoff:Lachgas im Verhältnis 1:2
Halothan: Anflutphase 1,5 Vol.-% (s.u.) Erhaltung 0,8 Vol.-%
Isofluran: Anflutphase 2,0 Vol.-% Erhaltung 1,2 Vol.-%
Beurteilung: Wegen der Verwendung der sedativ-analgetischen, potenzierenden Narkoseeinleitung und der Applikation von Lachgas sind relativ niedrige Konzentrationen ausreichend.
CAVE! Wegen der geschilderten Einflüsse sind die oben genannten Zahlen nur als Beispiele zu verstehen, nicht als Dosierungsvorschriften!

● Narkosetiefe – Fallbeispiel

Patient:	Dogge, Körpermasse 50 kg, 1 Jahr
Operation:	Osteosynthese einer Femurfraktur
Einleitung:	Diazepam 0,5 mg/kg KM + 0,5 mg/kg KM l-Methadon i.v.
Analgesie:	Extraduralanästhesie mit 5 ml Bupivacain 0,5% (langwirkendes Lokalanästhetikum)
Trägergas:	Sauerstoff: Lachgas im Verhältnis 1:2
Isofluran:	Erhaltung 0,5 Vol.-%
Narkosetiefe:	Lidreflex ist vorhanden, Bulbus zentral gelegen, Herz- und Atemfrequenz liegen im Referenzbereich und sind gleichmäßig, keine Reaktion auf chirurgische Stimuli
Bewertung:	Kein chirurgisches Toleranzstadium, aber die erzielte Narkosetiefe reicht in Zusammenhang mit der Extraduralanästhesie aus. Durch die Kombination verschiedener „inhalationsanästhetika-sparender" Methoden (sedativ-analgetische Narkoseeinleitung, Regionalanästhesie, Lachgas) sind nur sehr niedrige Konzentrationen nötig.

● Ausleiten – Fallbeispiele

1. Patient:	Dogge, Körpermasse 50 kg, 1 Jahr
Operation:	Arthrotomie wegen eines fragmentierten Processus coronoideus
Einleitung:	Acepromazin 0,1 mg/kg KM + 0,5 mg/kg KM l-Methadon i.v.
Trägergas:	Sauerstoff: Lachgas im Verhältnis 1:2
Frischgasfluss:	300 ml/min Sauerstoff + 600 ml/min Lachgas
Narkosegas:	Halothan, Erhaltung mit 1 Vol.-%
Postoperativ:	Röntgen geplant
Ausleiten:	Halothan: Beenden der Halothanzufuhr bei Beginn der Hautnaht Lachgas: Beenden der Lachgaszufuhr bei Ende der Hautnaht 100 Vol.-% Sauerstoff während der Entfernung der chirurgischen Abdeckung und dem Losbinden des Patienten
2. Patient:	Dogge, Körpermasse 50 kg, 1 Jahr
Operation:	Arthrotomie wegen eines fragmentierten Processus coronoideus
Einleitung:	7 mg/kg KM Propofol i.v.
Trägergas:	Sauerstoff: Lachgas im Verhältnis 1:2
Frischgasfluss:	300 ml/min Sauerstoff + 600 ml/min Lachgas
Narkosegas:	Isofluran, Erhaltung mit 1,5 Vol.-%
Postoperativ:	Röntgen geplant
Ausleiten:	Isofluran: Fortsetzen der Isofluranzufuhr bis zum Abkoppeln des Patienten vom System Lachgas: Beenden der Lachgaszufuhr bei Ende der Hautnaht 100 Vol.-% Sauerstoff während der Entfernung der chirurgischen Abdeckung und dem Losbinden des Patienten

dem Blut in die Alveolen. Das in der Alveole befindliche Gas wird durch das Lachgas „verdünnt". Besteht nun dieser erste lachgasfreie Atemzug aus Luft, werden deren 21 Vol.-% Sauerstoff durch Lachgas verdünnt und es entsteht ein hypoxisches Gasgemisch (Diffusionshypoxie). Wird dagegen ein sauerstoffreiches Gasgemisch bzw. reiner Sauerstoff eingeatmet, so beträgt die Sauerstoffkonzentration auch nach der Rückdiffusion des Lachgases mehr als 21 Vol.-% und ist damit ausreichend.

Die Gefahr der Diffusionshypoxie droht nur während der ersten lachgasfreien Atemzüge. Ob die reduzierte inspiratorische Sauerstoffkonzentration beim gesunden Patienten überhaupt zu klinisch relevanten Veränderungen des arteriellen Sauerstoffpartialdrucks oder der arteriellen Sauerstoffsättigung führt, ist umstritten. Beim Patienten mit Erkrankungen des Herz-Kreislauf- oder Atemsystems wird dies jedoch beschrieben.

⚠ Nach Reduktion des Lachgasflusses sollte man den Patient nicht sofort vom Narkosesystem abkoppeln, sondern zur Vermeidung einer Diffusionshypoxie am Gerät belassen und für einige Atemzüge (5 min) reinen Sauerstoff anbieten.

Abkoppeln des Patienten

Der Patient wird nach Ende von Operation, Untersuchung und/oder Behandlung vom Gerät abgekoppelt und möglichst bald zum Aufwachen in eine ruhige Umgebung gebracht. Ein weiches, komfortables Lager, eine regelmäßige Kontrolle der Körpertemperatur, eine dem angepaßte Wärmezufuhr, die Fortsetzung der Infusionstherapie vor allem bei Risikopatienten und nach längeren Operationen, eine ausreichende Analgesie und die Vermeidung einer vollen Blase tragen zu einer ungestörten Aufwachphase bei. Die Extubation

Tab. 6.5
Strategie für ein schnelles Aufwachen des Patienten
• Kurzwirkende Narkoseeinleitung
• Nutzung von Isofluran oder Sevofluran
• Hoher Frischgasfluss
• Gleichzeitige Beendigung von Narkosegas- und Lachgaszufuhr
• Beatmung des Patienten in der Ausleitphase
Strategie für eine verzögerte, kostensparende Narkoseausleitung
• Länger wirkende sedativ-analgetische Narkoseeinleitung/Prämedikation
• Nutzung von Halothan
• Niedriger Frischgasfluss

kann nach Einsetzen der Schutzreflexe oder in tiefer Narkose erfolgen (s. S. 54).
Einige Autoren empfehlen, den Patienten bis zum Einsetzen des Schluckreflexes am Gerät zu belassen, dann zu extubieren und das Tier in den Aufwachbereich zu transportieren. Dieses Vorgehen hat den Vorteil, dass der Patient lange hohe Sauerstoffkonzentrationen einatmen kann und damit eine optimale Sauerstoffversorgung bestehen bleibt. Auch ist ein Beatmen jederzeit möglich. Man versucht bei diesem Aufwachregime die anästhetikabedingte postoperative Atemdepression möglichst lange zu minimieren. Da der Patient unter Kontrolle des Narkoseführenden bleibt, wird er außerdem optimal überwacht. Von Nachteil ist der zeitliche bzw. personelle Aufwand des Verfahrens. Wenn mit einer länger wirkenden Narkoseeinleitung/-prämedikation gearbeitet wurde, ist dieses Protokoll wegen der Dauer der Aufwachzeit kaum durchführbar. Von Nachteil ist auch, dass der Patient relativ wach transportiert und manipuliert wird, dies fördert die Entstehung von Exzitationen. Aus diesem Grund sollte man dieses Protokoll nicht

wählen, wenn noch Untersuchungen oder Behandlungen (Röntgen, Verband, Zahnsanierung) folgen sollen. Bei Risikopatienten können die Vorteile dieses Vorgehens jedoch überwiegen, man sollte es aus diesem Grund bei solchen Patienten als Alternative bedenken.

Narkose mit reduziertem Frischgasfluss

Je näher der am Narkosegerät eingestellte Frischgasfluss dem Bedarf des Patienten ist, umso mehr werden die Vorteile der Rückatmung (geringer Gasverbrauch: kostensparend, angewärmtes und angefeuchtetes Inspirationsgas: patientenschonend, wenig Überschussgas: mitarbeiter- und umweltschonend) genutzt, umso mehr nähert sich das System dem geschlossenen System. Die Arbeit mit einem niedrigen Fluss birgt jedoch auch Gefahren, so kann ein Fehler bei der Gasdosierung lebensbedrohlich sein, auch werden gewisse Ansprüche an die Gerätetechnik (Dichtigkeit) und die Überwachung (Messung der inspiratorischen Sauerstoffkonzentration) gestellt.

Narkose im geschlossenen System

Es wird zu jedem Zeitpunkt der Narkose Gas genau in der Menge und Zusammensetzung zugeführt, wie es der Aufnahme bzw. dem Verbrauch durch den Patienten entspricht. Da kein Überschussgas entstehen kann, wird das Überschussgasabströmventil geschlossen. Die Rückatmung ist vollständig.

Diese Narkose stellt große Ansprüche an den Narkoseführenden, da die Zusammensetzung des Gases im System weniger von der Frischgaszusammensetzung als von der Konstruktion des Narkosesystems, der Pharmakokinetik der Gase und vom Sauerstoffverbrauch des Patienten abhängt.

Auch muss die Frischgaszusammensetzung und -menge während der Narkose der wechselnden Gasaufnahme angepasst werden. Dies ist vor allem in der initialen Narkosephase schwierig, da sich die Aufnahme von Lachgas und Inhalationsanästhetikum, aber eventuell auch der Sauerstoffbedarf rasch ändern. Dosierungsfehler können fatale Konsequenzen haben. Das Narkosegerät muss vollkommen dicht sein, die Gasdosiereinrichtung muss das Einstellen kleiner Flüsse ermöglichen. Bei der Verwendung von Lachgas ist die Messung der inspiratorischen Sauerstoffkonzentration obligat, auch die Bestimmung der inspiratorischen Narkosegaskonzentration ist wegen der komplizierten Gaskinetik eigentlich Voraussetzung.

Die in der Veterinärmedizin speziell für die Narkose im geschlossenen System vertriebenen Narkosegeräte versuchen ein Teil der Gefahren des reduzierten Frischgasflusses durch ihre Konstruktion zu umgehen. So wird die Gefahr eines Dosierungsfehlers für Sauerstoff dadurch gemindert, dass die Geräte nur mit Sauerstoff, nicht mit einem Sauerstoff-Lachgas-Gemisch betrieben werden können. Der bei diesen Systemen im Patiententeil befindliche Universalverdampfer arbeitet flow-abhängig, sodass bei geringem Gasfluss im System auch nur niedrige Mengen an Narkosegas abgegeben werden. Die Narkosegaskonzentration bleibt so bei niedrigem Frischgasfluss automatisch ebenfalls niedrig, allerdings wegen der Flow-Abhängigkeit auch gänzlich unbekannt.

Minimal-Flow-Anästhesie

Wegen der Problematik der Narkoseführung im geschlossenen System hat man einen Kompromiss zwischen einem möglichst hohen Rückatemanteil und einer vereinfachten Narkoseführung gesucht. Bei der 1974 durch Virtue beschriebenen Minimal-Flow-Anästhesie wird nach einer initialen Einleitungsphase mit hohem Frischgasfluss während der Erhaltungsphase Frischgas in sehr niedrigem, aber konstantem Fluss (Mensch 0,5 l) und konstanter Zusammensetzung (60 Vol.-% Sauerstoff, 40 Vol.-% Lachgas) zugeführt. Das Rückatemsystem wird als halbgeschlossenes System genutzt, die Rückatmung ist nicht vollständig, der Rückatemanteil ist aber sehr hoch. Das Überschussgasabströmventil bleibt offen.

Bei dieser Art der Narkoseführung werden die Vorteile der Rückatmung weitgehend genutzt, die in Bezug auf die Gasaufnahme komplizierte Anfangsphase der Narkose wird durch den höheren Fluss überbrückt, eventuelle Gasverluste durch Undichtigkeiten werden ausgeglichen.

Low-Flow-Anästhesie

Die Low-Flow-Anästhesie arbeitet nach ähnlichen Grundsätzen, jedoch ist der während der Erhaltungsphase genutzte Frischgasfluss noch höher (Foldes et al. (1952): Mensch 1 l) und als Sauerstoff-Lachgas-Verhältnis wird 1:1 gewählt. Auch hier wird im halbgeschlossenen Rückatemsystem gearbeitet. Der Rückatemanteil ist hoch. Wegen des entstehenden Überschussgases bleibt das Überschussgasabströmventil offen.

Wegen des höheren Flusses und der höheren Sauerstoffkonzentration sind bei dieser Art der Narkoseführung die Risiken der reduzierten Frischgaszuführung noch geringer als bei der Minimal-Flow-Anästhesie, ebenso die Ansprüche an das Narkosegerät (Dichtigkeit, Einteilung der Flowmeter), die Überwachung (keine Messung der inspiratorischen Sauerstoffkonzentration nötig) und den Narkoseführenden (einfache Dosierung des Inhalationsanästhetikums).

7

Beatmung

Eine nicht erkannte und/oder nicht adäquat behandelte Atemdepression ist beim Tier die häufigste Ursache für tödliche Narkosezwischenfälle. Der Atemdepression folgen Atemstillstand und hypoxiebedingter Herzstillstand. Fast alle Anästhetika bewirken eine ausgeprägte Atemdepression. Dem trägt man in der Humananästhesie Rechnung: Dort atmen die Patienten bei längeren Operationen nicht spontan, sondern ihre Atmung wird manuell oder maschinell kontrolliert. Dies ist, neben der sehr sorgfältigen Überwachung, ein entscheidender Grund für das beim Menschen im Vergleich zum Tier sehr viel niedrigere Narkoserisiko.

Atemregulation in Narkose

Die Atmung hat zwei Aufgaben: Sauerstoff wird für die Zellatmung aufgenommen und von der Zelle produziertes Kohlendioxid abgegeben. Die Atmung wird über zentrale und periphere Chemorezeptoren gesteuert. Diese erfassen zentral kontinuierlich die Kohlendioxidspannung und den pH-Wert, peripher werden die Sauerstoffspannung und ebenfalls der pH-Wert bestimmt. Diese Rezeptoren beeinflussen medulläre Atemzentren, die wiederum die Aktivität der Atemmuskulatur steuern.

Am wachen, gesunden Patienten steigern die Zunahme der Kohlendioxidkonzentration (Hyperkapnie), die Abnahme des pH-Wertes (Azidose) und die Abnahme der Sauerstoffspannung (Hypoxie) im Blut das Atemminutenvolumen. Änderungen der Kohlendioxidspannung haben dabei den größten Einfluss.

Die Reaktion des Atemzentrums auf Hyperkapnie, Hypoxie und Azidose wird unter dem Einfluss fast aller Anästhetika (Opioide, Inhalationsanästhetika, Barbiturate) beeinträchtigt. Dies hat zur Folge, dass der Organismus auf eine hohe Kohlendioxidspannung im Blut nicht mit einer Steigerung des Atemzeitvolumens reagiert, sondern dass eine Hypoventilation auftritt.

Hohe arterielle Kohlendioxidpartialdrücke wirken außerdem selbst narkotisch und führen zu einer weiteren Abnahme des Atemzeitvolumens.

Normalerweise bewirkt eine Erhöhung der Sauerstoffspannung keine Reduktion des Atemminutenvolumens, da der Atemantrieb primär vom Kohlendioxidwert abhängt. In Narkose kann die Regulation jedoch so gestört sein, dass eine Erhöhung der Sauerstoffspannung zu einer Reduktion des Atemzeitvolumens führt, trotz hoher Kohlendioxidwerte. Eine erhöhte inspiratorische Sauerstoffkonzentration kann deshalb in Narkose die Atemdepression eines spontanatmenden Patienten verstärken.

Eine hohe arterielle Kohlendioxidspannung bedingt eine respiratorischer Azidose und erhöhte endogene Katecholaminspiegel. Anhaltende Hypoxie kann zu anaerobem Stoffwechsel und metabolischer (Laktat-) Azidose führen. Azidose und Hypoxie können die Funktion intrazellulärer Enzymsysteme in allen Gebieten schädigen. Hyperkapnie, Hypoxie und hohe Katecholaminspiegel wirken am Herzen stark arrhythmogen. Folge der Atemdepression sind Kreislaufdepression, Atem- und Herz-Kreislauf-Stillstand.

Therapie der Atemdepression

Oft besteht Unklarheit darüber, ob und wann die Anreicherung der Inspirationsluft mit Sauerstoff ausreichend und wann eine Beatmung erforderlich ist.

Sauerstoffverbrauch und Kohlendioxidentstehung sind ursächlich miteinander verbunden. Sauerstoff wird für den aeroben Zellmetabolismus benötigt, zu dessen Endprodukten Kohlendioxid gehört. Sauerstoffaufnahme und Kohlendioxidabgabe in der Lunge sind jedoch grundsätzlich voneinander unabhängige Prozesse und können während der Anästhesie auch völlig unabhängig voneinander gestört sein. Atmen die Patienten während einer Anästhe-

Tab. 7.1 Indikationen für eine Beatmung

Absolute
- Atemstillstand
- Atemdepression
- offener Thorax
- Anwendung von peripheren Muskelrelaxantien

Relative
- geringgradige Atemdepression
- lange Narkosen (Atemdepression)
- Risikopatient
- schnelle Änderung der Narkosetiefe

sie spontan Raumluft, sind in der Regel Sauerstoffaufnahme und Kohlendioxidabgabe gestört (Hypoxie und Hyperkapnie). Es besteht eine Globalinsuffizienz der Atmung.

Eine Anreicherung der Inspirationsluft mit Sauerstoff (Sauerstoffinsufflation) kann in einem solchen Fall nur zur teilweisen Besserung führen: Durch die erhöhte inspiratorische Sauerstoffkonzentration wird die Hypoxie in der Regel zwar behoben, die Hyperkapnie aber bleibt bestehen. Die Globalinsuffizienz wurde in eine Partialinsuffizienz (nur eine Aufgabe der Atmung ist gestört) überführt. Das Verschwinden des Leitsymptoms Zyanose und auch normalisierte Pulsoximetrie-Werte täuschen eine vollständige Therapie der Ateminsuffizienz vor.

Eine kausale Therapie einer Globalinsuffizienz, d.h. von Hypoxie und Hyperkapnie, kann aber nur in der Erhöhung des Atemzeitvolumens bestehen, denn die Elimination von Kohlendioxid ist primär von der alveolären Ventilation abhängig. Bei Steigerung des Atemzeitvolumens normalisiert sich in der Regel auch die Sauerstoffaufnahme, sogar ohne dass die inspiratorische Sauerstoffkonzentration erhöht wurde.

⚠ Das Atemzeitvolumen lässt sich in der Narkose nur durch Beatmung erhöhen. Eine Beatmung, auch mit Luft, ist deshalb sinn- und wirkungsvoller als eine reine Insufflation von Sauerstoff.

Neben der Behandlung der Atemdepression und des Atemstillstandes sind weitere Indikationen für eine Beatmung die Operation am offenen Thorax und die Verwendung von peripheren Muskelrelaxantien. Bei der Thoraxchirurgie ist nach Eröffnung des Brustkorbs die Lunge dem Umgebungsdruck ausgesetzt und kollabiert. Ein adäquater Gasaustausch kann nur durch Beatmung gewährleistet werden.

Werden periphere Muskelrelaxantien zum Beispiel aus operationstechnischen Gründen angewendet (Positionierung des Bulbus bei Augenoperationen), so wird neben der Skelettmuskulatur auch die Atemmuskulatur gelähmt. Eine Beatmung ist obligat.

Bei Risikopatienten ist die Beatmung ein wichtiges Instrument zur Optimierung der Sauerstoffversorgung und kann entscheidend zur Reduktion des Narkoserisikos beitragen.

Bei der in der Narkose üblichen Form der Beatmung sind Mechanismus und Druckverhältnisse vollständig andere als bei Spontanatmung: Bei Spontanatmung dehnt die Atemmuskulatur den Thorax und, wegen der Adhäsion der Pleura parietalis und visceralis, auch die Lunge aus. Durch den entstehenden Unterdruck strömt Luft über die Trachea in die Lungen ein. Bei Beatmung wird Gas mit Druck in die Trachea gepresst, welches dann in die Lunge strömt und dort zur Ausdehnung der Alveolen führt. Die Volumenzunahme der Lunge bewirkt dann sekundär eine Hebung der Thoraxwand und die Bewegung des Zwerchfells. Während der Exspiration ist der Druck in der Trachea, ähnlich wie bei der Spontanatmung, gleich Null, so dass es durch die Rückstellkräfte der Lunge zu einem Ausströmen des Gases kommt.

Durch diese zur Spontanatmung unterschiedlichen Druckverhältnisse sind ein Teil der Nebenwirkungen der Beatmung (s. S. 97) bedingt.

Eine suffiziente Beatmung kann nur am intubierten Tier erfolgen. Masken sind beim Tier in der Regel nicht ausreichend dicht, auch gelangt ein Teil des Gases bei der Maskenbeatmung in den Magen. Zur vollständigen Kontrolle der Beatmung ist es notwendig, einen Endotrachealtubus mit Blockmanschette zu verwenden. Bei Tuben ohne Manschette kann ein Teil des applizierten Gases am Tubus vorbei entweichen, so dass keine Kontrolle über das reelle Atemhubvolumen besteht. Allerdings verhindern Tuben ohne Blockmanschette wegen dieses „Luftlecks" die Entstehung eines Barotraumas.

Die kontrollierte Beatmung ist die bei Hund und Katze übliche Beatmungsform. Ihre Spontanatmung kann relativ einfach durch mäßige Hyperventilation ausgeschaltet werden, die Anwendung eines peripheren Muskelrelaxanz ist, bis auf sehr seltene Ausnahmen, nicht notwendig. Voraussetzung ist eine adäquate Narkosetiefe, da sonst Schmerzreize spontane Atemzüge induzieren.

Manuell kann mit einem selbstfüllenden Beatmungsbeutel (z.B. Ambu-Bag®) oder am Inhalationsnarkosesystem beatmet werden.

In den letzten Jahren nimmt auch in der Veterinärmedizin die Verbreitung von mechanischen Ventilatoren zu. Sie bieten die Möglichkeit einer längeren, sehr konstanten, wenig personal-intensiven Beatmung und sind, neben einer aussagekräftigen Überwachung, ein wichtiger Schritt zur Reduktion des Narkoserisikos.

Bei einem Notfall sind außerdem Mund-zu-Nase- und Mund-zu-Tubus-Beatmung möglich.

Möglichkeiten der Beatmung ohne Narkosegerät

Mund-zu-Nase-Beatmung

Technik: Bei geschlossenem Maul des Patienten wird der Mund über die (mit einer Kompresse bedeckte) Nase gestülpt und gefühlvoll hineingeblasen. Durch gleichzeitige Kompression der linken Halsseite kann versucht werden, die „Beatmung" des Magens zu reduzieren.

Vorteile:
▶ Ohne Zeitverzögerung einsetzbar
▶ Kein Zubehör ist erforderlich

Nachteile:
▶ Sauerstoffmangelsituation (inspiratorische Sauerstoffkonzentration 16–18 Vol.-%)
▶ Eingeschränkte Kohlendioxidabgabe (inspiratorische Kohlendioxidkonzentration 3–5 Vol.-%)
▶ Keine Kontrolle über den Beatmungsdruck
▶ Keine Kontrolle über das Atemhubvolumen
▶ Zunehmende Aufgasung des Magens mit weiterer Beeinträchtigung der Atmung

⚠ Die Mund-zu-Nase-Beatmung ist eine Notfallmaßnahme bei Atemstillstand, wenn keine Intubation möglich ist (Heimtiere, Welpen) oder zur Überbrückung der Zeit bis zu einer Intubation. Obwohl wenig suffizient, ist sie unbedingt als lebensrettende Maßnahme zu versuchen, wenn keine andere Form der Beatmung möglich ist!

Mund-zu-Tubus-Beatmung

Technik: Nach Intubation des Patienten wird die eigene Ausatemluft mit Gefühl in den Tubus hinein geblasen.

CAVE! Kann bei großen Patienten sehr anstrengend sein, eigene Hyperventilation vermeiden.

Vorteile:
▶ Das Atemzeitvolumen des Patienten kann wieder hergestellt werden
▶ Nur Endotrachealtubus und Intubationshilfsmittel sind erforderlich
▶ Das applizierte Volumen gelangt sicher in der Lunge

Nachteile:
▶ Sauerstoffmangelsituation (inspiratorische Sauerstoffkonzentration 16–18 Vol.-%)
▶ Eingeschränkte Kohlendioxidabgabe (inspiratorische Kohlendioxidkonzentration 3–5 Vol.-%)
▶ Um einen ausreichenden Gasaustausch zu gewährleisten, ist bei der Mund-zu-Tubus-Beatmung wegen der eingeschränkten Sauerstoffkonzentration und dem Kohlendioxidanteil im Inspirationsgas etwa das Doppelte des normalen Atemzeitvolumens notwendig
▶ Wenig Kontrolle über den Beatmungsdruck (nur anhand des „eigenen Gefühls")
▶ Wenig Kontrolle über das Atemhubvolumen (nur anhand der Thoraxexkursion)

⚠ Die Mund-zu-Tubus-Beatmung ist eine Notfallmaßnahme bei Atemstillstand: Überbrückung der Zeit bis Beatmungsbeutel oder Narkosegerät greifbar sind. Kann lebensrettend sein!!!

Beatmung mit einem selbstfüllenden Beatmungsbeutel

Bei Kompression eines selbstfüllenden Beatmungsbeutels strömt die Luft über ein Patientenventil (Einatemventil, Abb. 7.1) in den Tubus des Patienten. Die Exspirationsöffnung und das Frischgas-Einlassventil sind durch Membranen verschlossen. Ist der Beatmungshub beendet, gelangt die Ausatemluft über den nun offenen Exspirationsstutzen nach außen, während die geschlossenen Ventilklappen des Patientenventils als eine Art Nicht-Rückatemventil das Rückströmen des Gases in den Beutel verhindern. Während seiner Expansion füllt sich der Beutel wieder über das Einlassventil an seinem hinteren Ende. Die Ventile ermöglichen auch eine Spontanatmung des Patienten am Beutel.

Zur Vermeidung von zu hohen Beatmungsdrücken sind viele der Beatmungsbeutel druckbegrenzt, so soll bei Modellen mit zweischichtiger Wand die elastische Außenhülle die Entstehung hoher Drücke verhindern. Manche Modelle sind mit einem Druckbegrenzungsventil ausgestattet oder lassen sich nachrüsten. Bei einigen Modellen (Abb. 7.2) können verschiedene Druckniveaus gewählt werden (z.B. 20 oder 60 cmH$_2$O). So kann der Beutel besser an Situation und Patient angepasst werden.

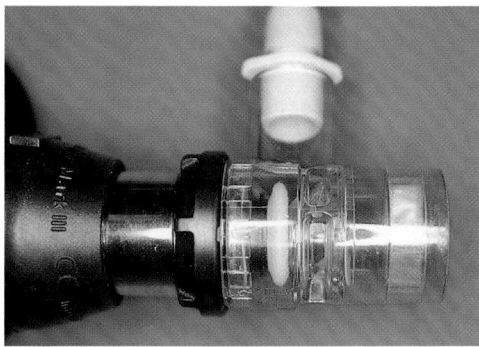

Abb. 7.1 Patientenventil eines Beatmungsbeutels mit Tubuskonnektor (oben) und Exspirationsstutzen (rechts).

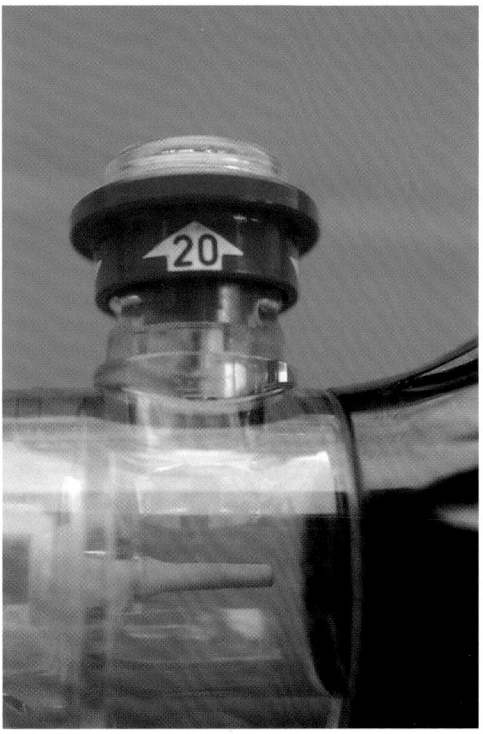

Abb. 7.2 Druckbegrenzung eines Beatmungsbeutels, bei diesem Modell können zwei verschiedene Druckniveaus (20 und 60 cmH$_2$O) gewählt werden.

Während im Normalfall ein Beatmungsdruck von 20 cmH$_2$O ausreicht, kann während einer kardiopulmonalen Reanimation wegen der gleichzeitigen Thoraxkompression oder bei Patienten mit Zwerchfellruptur oder Lungenödem ein höherer Beatmungsdruck notwendig sein.

Einige Firmen bieten auch PEEP-Ventile für ihre Beutel an, sodass auch eine Beatmung mit einem positiven endexspiratorischen Druck (PEEP), zum Beispiel bei einem offenen Thorax, möglich wird.

Beatmungsbeutel sind in verschiedenen Größen erhältlich: Für Katzen und kleine Hunde ist die Verwendung eines Pädiatrie-Beutels (Volumen um 300 ml, nutzbar bis etwa 15–20 kg KM) vorteilhaft (Abb. 7.8), da die Dosierung des Atemhubvolumens

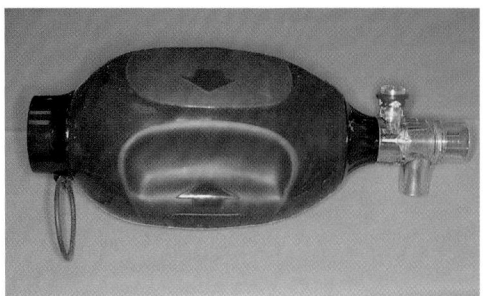

Abb. 7.3 Beatmungsbeutel mit zwei unterschiedlichen Griffflächen für große (oben) und kleine (unten) Patienten.

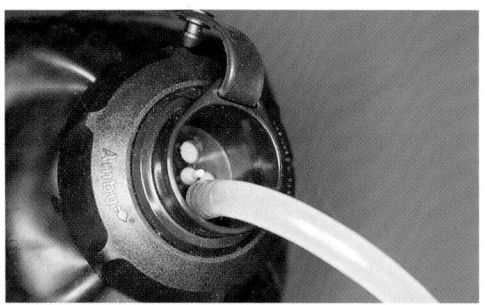

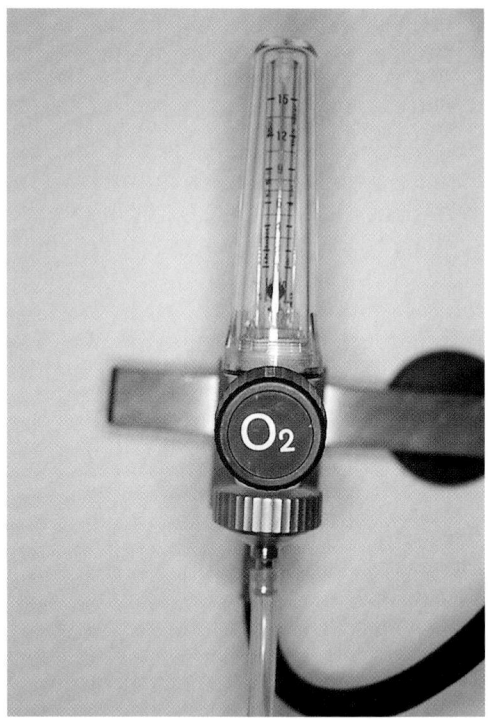

Abb. 7.4 Einlassventil am hinteren Beutelende mit Sauerstoffzuleitung am Schlauchstutzen.

Abb. 7.5 Sauerstoffentnahmeeinheit mit Flowmeter.

leichter fällt. Manche Pädiatriebeutel besitzen zusätzlich eine niedrigere Beatmungsdruckgrenze als die größeren Modelle. Einige Produkte haben verschieden große Griffflächen oder -mulden für die verschiedenen Patientengrößen (Abb. 7.3).

In der Regel können alle Beatmungsbeutel an eine Sauerstoffquelle angeschlossen werden. Dies erfolgt meist auf recht einfache Weise über einen Schlauchstutzen am hinteren Ende des Beutels und einen einfachen dünnen Schlauch (Abb. 7.4) über den kontinuierlich Sauerstoff aus einer Flasche oder der Zentralversorgung zufließt (Abb. 7.5).

Man erreicht so jedoch nur Sauerstoffkonzentrationen bis 50 Vol.-%, da gleichzeitig zusätzlich Raumluft über das Einlassventil angesaugt wird. Um eine Sauerstoffkonzentration von annähernd 100 Vol.-% zu erreichen, muss ein sehr hoher Sauerstofffluss (Atemminutenvolumen) über einen Reservoirbeutel oder -schlauch (Abb. 7.6, 7.7) zugeführt werden.

Bei einigen sehr hochwertigen Beatmungsbeuteln („100%-Beutel") muss ein so genanntes Demand-Ventil auf die Einlassöffnung aufgesteckt werden. Entsteht bei Expansion des Beutels ein Unterdruck am Ventil, öffnet das Demand-Ventil und es strömt Sauerstoff in hohem Fluss (z.B. 30 l/min) in den Beutel.

Technik: Der Beatmungsbeutel wird auf den Endotrachealtubus aufgesteckt und mit einer Frequenz von 8–12/min gefühlvoll komprimiert.

CAVE! Oft wird gerade im Notfall mit zu hoher Frequenz beatmet.

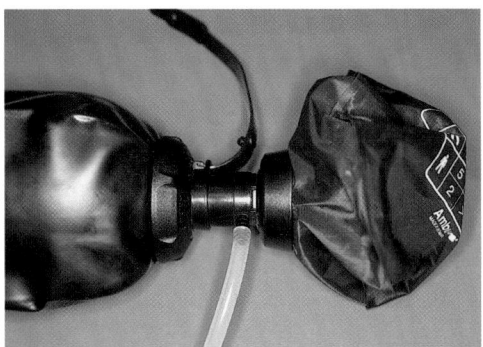

Abb. 7.6 Selbstfüllender Beatmungsbeutel mit auf das Einlassventil aufgestecktem Sauerstoffreservoir und -zuleitung.

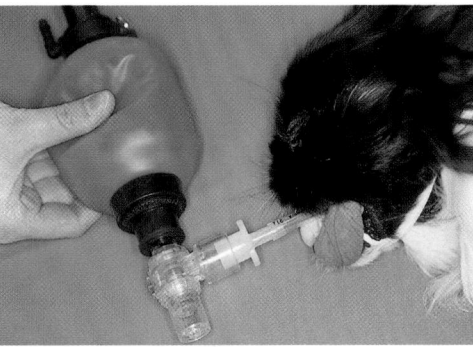

Abb. 7.8 Beatmung mit einem selbstfüllenden Pädiatrie-Beatmungsbeutel.

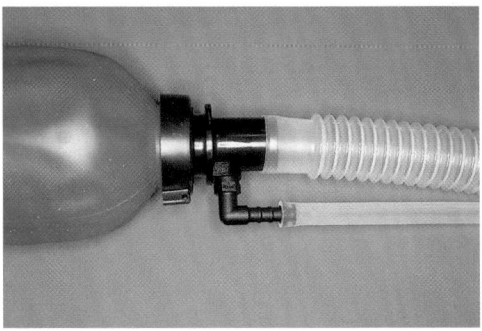

Abb. 7.7 Pädiatrie-Beatmungsbeutel. Hier dient ein kurzes Schlauchstück (30 cm) als Sauerstoffreservoir.

Vorteile:
▶ Das Atemzeitvolumen des Patienten wird wieder hergestellt
▶ Inspiratorische Sauerstoffkonzentration 21–100 Vol.-%
▶ Beatmungsbeutel mit Druckkontrolle sind verfügbar

Nachteile:
▶ Wenig Kontrolle über das Atemhubvolumen (ohne zusätzliche Überwachung nur anhand der Thoraxexkursion zu schätzen)
▶ Wenig Kontrolle über den Beatmungsdruck (nur anhand des „eigenen Gefühls"), aber Druckbegrenzung bei vielen Modellen vorhanden oder möglich
▶ Personalintensiv

Mit Hilfe eines selbstfüllenden Beatmungsbeutels kann prinzipiell eine vollwertige Beatmung durchgeführt werden, so dass im Notfall auch ein Patient mit einem offenen Thorax versorgt werden kann (Narkoseerhaltung: Injektionsnarkose). Hauptproblem ist das unbestimmte Atemhub- und damit -zeitvolumen. Diese Schwierigkeit kann durch eine Kombination mit einem Kapnografen vollkommen ausgeglichen werden.

Beatmung am Narkosegerät

Das praktische Vorgehen bei der Beatmung am Narkosegerät wird von den zur Verfügung stehenden Überwachungsmöglichkeiten beeinflusst. Da zu hohe Beatmungsdrücke dem Patienten schaden, sollte das Narkosesystem mit einem Beatmungsdruckmesser ausgestattet sein. Auch eine Hyperventilation des Patienten kann Schäden verursachen, aus diesem Grund ist eine Möglichkeit zur Kontrolle des Atemzeitvolumens oder des Gaswechsels sinnvoll.

Beim Einsatz eines **Volumeters** zur Bestimmung des Atemhub- oder Atemminutenvolumens sollte man Konstruktion und Leistung der Geräte kritisch betrachten. Gerade ältere mechanische Volumeter zeigen in der Regel wesentlich weniger als

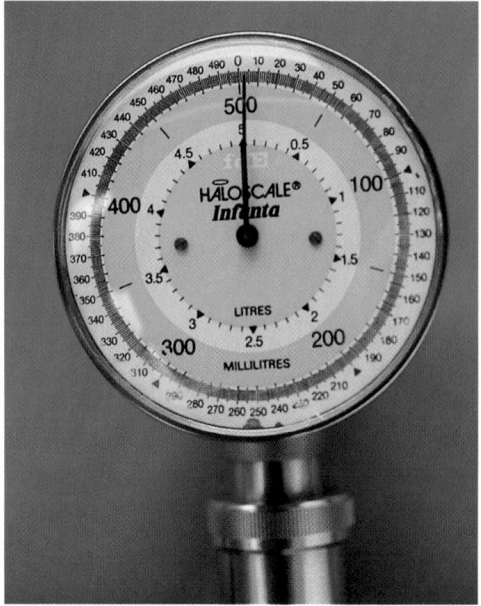

Abb. 7.9 Pädiatrievolumeter mit sehr feiner Skalierung.

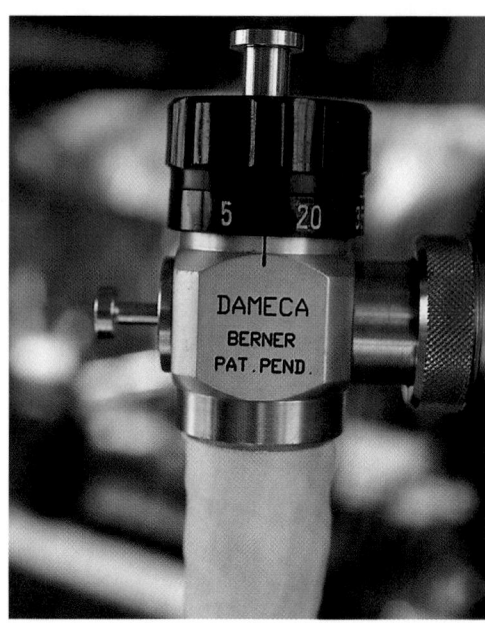

Abb. 7.10 Regulation des Beatmungsdruckes am Überdruckventil des Narkosekreissystems.

das tatsächlich verabreichte Volumen an. Empfehlenswert sind pädiatrische Volumeter (Abb. 7.9, eine Zeigerumdrehung entspricht 500 ml, statt der üblichen 1000 ml). Bei sehr kleinen Patienten reicht mitunter das ausgeatmete Volumen nicht aus, um das Volumeter überhaupt zu bewegen. Ältere Volumeter sind außerdem häufig sehr „schwergängig", so dass wegen des erhöhten Atemwiderstands gerade bei kleinen Patienten eher auf das Volumeter verzichtet werden sollte. Hitzedrahtvolumeter sind störanfällig, die Seitenstromspirometrie ist noch sehr teuer.

Eine optimale Überwachung der Beatmung kann mit Hilfe der **Kapnometrie** erfolgen. Sie geht über die Überwachung der rein mechanischen Seite hinaus und zeigt die Wirkung der durchgeführten Beatmung für den Gasaustausch. Die Beatmung kann so optimal an die Anforderungen des Patienten angepasst werden.

Bei einem Notfall muss natürlich auch ohne Überwachungsmöglichkeit beatmet werden, um das Leben des Patienten zu retten!

Zur **Beatmung am halbgeschlossenen Narkosekreissystem** (Tab. 7.2) muss zunächst das System auf Dichtigkeit (s. S. 60) geprüft werden. Dann wird das ungefähr benötigte Atemhubvolumen berechnet. Als Richtwert dienen 15 ml/kg KM bei einer Frequenz von 10 min^{-1}. Das Überdruckventil im Kreissystem wird zunächst auf eine Druckgrenze von 10 oder 15 cmH$_2$O oder mbar eingestellt (1 cmH$_2$O=0,98 mbar). Bei älteren Geräten muss dazu zusätzlich ein Knebelschalter umgelegt werden, um das Überdruckventil in Funktion zu setzen. Einige Geräte weisen keine Skalierung am Überdruckventil (Abb. 3.5c) auf, hier muss das Ventil „nach Gefühl" partiell verschlossen werden und der eingestellte Wert während der Beatmung am Beatmungsdruckmesser kontrolliert werden.

Durch (gefühlvollen) Druck auf den Atembeutel wird die Lunge gebläht und anschließend das ausgeatmete Atemhubvolumen am Volumeter abgelesen (mögliche Ungenauigkeit des Volumeters beachten!). Nun wird das Überdruckventil regu-

Tab. 7.2 Technik der Beatmung im Narkosekreissystem

- Dichtigkeit des Systems überprüfen.
- Berechnen des Atemhubvolumens [ml] ca. 15 ml/kg x Körpermasse [kg]
- Überdruckventil auf 10–15 cmH$_2$O/mbar stellen.
- Lunge durch gefühlvollen Druck auf den Atembeutel blähen.
- Ausgeatmetes Volumen am Volumeter bestimmen.
  - Alternativ: Endexspiratorische Kohlendioxidkonzentration beobachten.
- Überdruckventil nachregeln:
  - ➤ zu hohes Atemhubvolumen   → maximalen Druck reduzieren
  - ➤ zu niedriges Atemhubvolumen   → maximalen Druck erhöhen
  - ➤ Alternativ:

zu niedriges CO$_2$ET	→ maximalen Druck reduzieren
	→ Atemhubvolumen sinkt
zu hohes CO$_2$ET	→ maximalen Druck erhöhen
	→ Atemhubvolumen steigt

- Atembeutel gefühlvoll und rhythmisch komprimieren, Frequenz 8–12 (–15).

liert, bis das gewünschte Atemhubvolumen erreicht ist. Bei zu großem Atemhubvolumen muss der am Ventil eingestellte Druck verringert werden. Dadurch wird ein größerer Anteil des Gases über das Überdruckventil nach außen abgegeben, ein geringerer gelangt zum Patienten. Bei zu geringem Atemhubvolumen muss das Überdruckventil mehr geschlossen werden.

Die Beatmung erfolgt durch rhythmische Kompression des Atembeutels. Die eigene Atemfrequenz kann als Anhaltspunkt für die Frequenz dienen.

Nutzt man die Kapnometrie/-grafie zur Überwachung, so wird statt oder zusätzlich zum Atemhubvolumen die endexspiratorische Kohlendioxidkonzentration (oder der Kohlendioxidpartialdruck) zur Orientierung genutzt. Sie sollte zwischen 4 und 5,5 Vol.-% (4–5,5 KPa, 35–45 mmHg) liegen. Da die endexspiratorische Kohlendioxidkonzentration langsam fällt und erst nach einer Weile ein konstanter Wert erreicht wird, kann nach einigen Minuten eine Korrektur des Atemhubvolumens und/oder der Frequenz notwendig werden, um eine Hypo- oder Hyperventilation zu vermeiden.

In der exspiratorischen Pause darf der Beutel nicht prall gefüllt sein, der Druck am Manometer muss Null betragen. Füllt sich der Beutel zu schnell, kann der Frischgasfluss verringert werden. Der Atembeutel soll nicht völlig ausgedrückt werden. Das über dem eingestellten Druck verabreichte Volumen geht dem Kreissystem verloren, da es nicht zum Patienten, sondern in die Narkosegasabsaugung strömt.

Inhalationsnarkosegeräte mit im Kreissystem integriertem Universalverdampfer eignen sich nur eingeschränkt für eine manuelle Beatmung. Im Gegensatz zum außerhalb des Patiententeils platzierten Präzisionsverdampfer herkömmlicher Geräte ist die abgegebene Narkosegasmenge sehr stark vom Atemhub- bzw. -minutenvolumen abhängig. Eine manuelle Beatmung kann zur Abgabe sehr hoher Narkosegasmengen und damit zu einer Überdosierung des Patienten führen. Eine sinnvolle Anpassung der Verdampfereinstel-

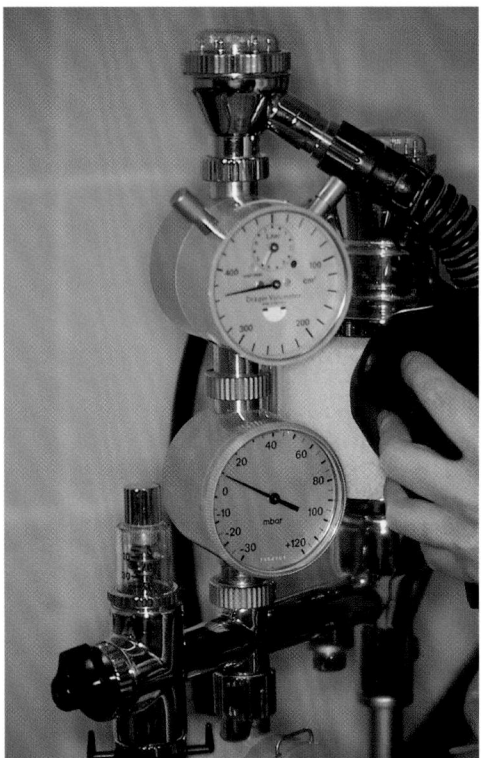

Abb. 7.11 Kontrolle des erreichten Atemhubvolumens und des Beatmungsdruckes bei Beatmung am Kreissystem.

lung ist praktisch nur unter Kontrolle der inspiratorischen Narkosegaskonzentration mit einem Gasmonitor möglich. Muss ein solches Narkosekreissystem trotzdem zur Beatmung eingesetzt werden, kann die Beatmung mit 100 Vol.-% Sauerstoff ohne Verwendung von Narkosegas, also bei abgeschaltetem Verdampfer, erfolgen. Wenn nötig, muss die Narkose als Injektionsnarkose erhalten werden. Auf diese Weise wird eine Gefährdung des Patienten durch hohe Narkosegaskonzentrationen ausgeschlossen.

Auch einfache **Nicht-Rückatemsysteme** (Bain-System, Kuhn-System, Ayresches T-Stück) können zur Beatmung genutzt werden, da für diese Zwecke sowohl einen Reservoirbeutel als auch ein Überdruckventil integriert sind.

Vorteile und Nachteile der Beatmung am Narkosegerät

▶ Das Atemzeitvolumen des Patienten wird wieder hergestellt.
▶ Inspiratorische Sauerstoffkonzentration bis 100 Vol.-%.
▶ Begrenzung des Beatmungsdruckes durch das Überdruckventil.
▶ Überwachung des Beatmungsdruckes (Voraussetzung: Beatmungsdruckmesser).
▶ Kontrolle und Überwachung des Atemhub-/-zeitvolumens (Voraussetzung: Volumeter, indirekt über Kapnografie).
▶ Möglichkeit der Inhalationsnarkose (CAVE! Im Kreis befindlicher Universalverdampfer).

Nachteile
▶ Hoher apparativer Aufwand.
▶ Personalintensiv.

Am Narkosekreissystem kann manuell auch über längere Zeit suffizient beatmet werden. Da eine stufenlose Regulierung des Beatmungsdruckes möglich ist, wird das Risiko einer Druckschädigung der Lunge minimiert. Um eine schwerwiegende Hyperventilation zu vermeiden, sollte vor allem bei länger dauernder Beatmung die Möglichkeit der Überwachung des Atemzeit-/-zugvolumens oder der Kapnometrie/-grafie bestehen. Bei sehr kleinen Patienten sind die o.g. technischen Schwierigkeiten zu beachten.

Beatmung mit einem Ventilator

Zur maschinellen Beatmung in der Tiermedizin werden häufig humanmedizinische Geräte unterschiedlichen Alters genutzt. Mit ihrer Hilfe ist eine suffiziente Beatmung der meisten Kleintierpatienten möglich. In den letzten Jahren werden vermehrt spezifische Ventilatoren für die Kleintierpraxis angeboten, die vor allem durch Beschränkung auf für die Tiermedizin wesentliche Funktionen preisgünstiger sind. Technische Probleme können sich bei beiden Gruppen von Geräten bei sehr kleinen Patienten wegen deren geringem Atemhubvolumen ergeben. Wegen des breiten Spektrums der eingesetzten Ventilatoren kann in diesem Buch leider nur auf einige Grundsätze der maschinellen Beatmung eingegangen werden.

Prinzipiell ersetzt der Ventilator die Hand des Anästhesisten, die regelmäßig den Reservoirbeutel des Narkosesystems komprimiert. Dem Reservoirbeutel entspricht dabei bei den meisten Beatmungsgeräten ein Balg, der statt manuell mit den Händen pneumatisch komprimiert wird. Dies erfolgt durch Einströmen eines Arbeitsgases in ein festes Gehäuse (Plexiglaszylinder), das den Balg umgibt (Bag-in-Bottle-System). Als Arbeitsgas wird in der Regel Druckluft verwendet, steht diese nicht zur Verfügung, kann alternativ auch Sauerstoff eingesetzt werden.

Man unterscheidet Geräte mit stehendem (Abb. 7.13) und hängendem Balg (Abb. 7.12). Neuere Geräte arbeiten mit stehendem Balg. Er garantiert, dass Undichtigkeiten im System oder eine Diskonnektion sehr schnell entdeckt werden, da in diesem Fall die Menge des Patientengases nicht mehr ausreicht, um den Balg in der Exspirationsphase zu füllen. Er entfaltet sich nicht oder nur unzureichend. Beim hängenden Balg hingegen wird dieser durch seine Masse auch bei einem „leeren" System in der Exspirationsphase nach unten gezogen und täuscht so eine ausreichende Gasfüllung und ungestörte Funktion vor.

Von gewissem Vorteil für den Patient ist, dass bei einem hängenden Balg die Exspiration durch das automatische Entfalten des Balges gefördert wird. Dies kann bei sehr kleinen Patienten jedoch zu einer unerwünschten Sogwirkung führen. Bei einem stehenden Balg hingegen wird bei

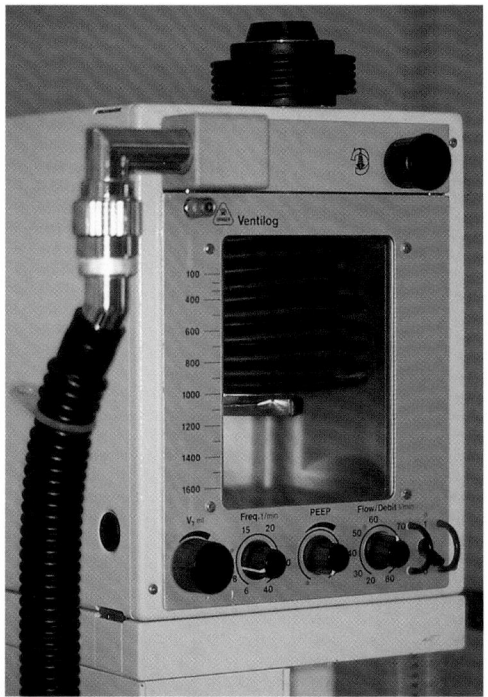

Abb. 7.12 Ventilator mit hängendem Balg und mechanischer Begrenzung der Balgexpansion.

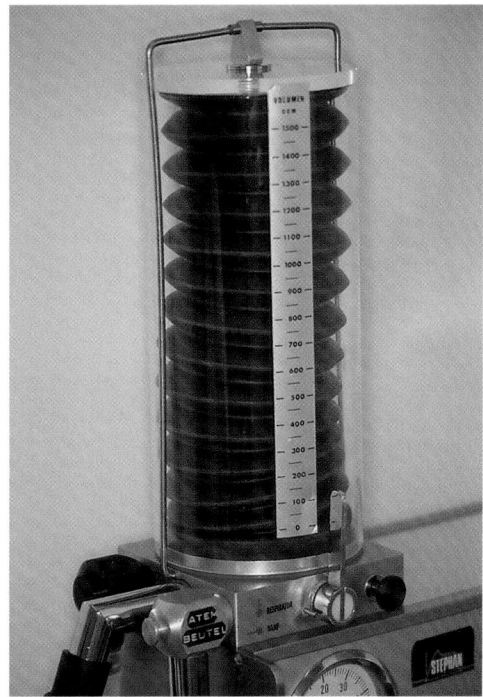

Abb. 7.13 Ventilator mit stehendem Balg ohne mechanische Begrenzung der Balgexpansion.

vielen Geräten während der Exspiration ein geringer positiver Atemwegsdruck (PEEP von 2–3 cm H_2O) aufrechterhalten, um dem Eigengewicht des Beutels entgegenzuwirken und seine Entfaltung zu fördern.

Bei einigen Ventilatoren muss je nach Patientengröße der Balg, bei manchen zusätzlich auch das Balggehäuse (Abb. 7.14) gewechselt werden. Bei anderen Beatmungsgeräten ist ein weites Spektrum von Atemhubvolumina mit demselben Balg möglich. Die Regulation des Atemhubvolumens erfolgt bei älteren Modellen häufig durch eine verstellbare mechanische Begrenzung der Balgexpansion (Abb. 7.15), bei neueren Modellen bestimmt die Menge des einströmenden Arbeitsgases das Atemhubvolumen. Das am Beatmungsgerät ablesbare Atemhubvolumen (Abb. 7.14) kann nur als Orientierung dienen. So vermindert sich das vom Beatmer abgegebene Volumen abhängig von der Compliance des Beatmungs- und Narkosegerätes sowie des Patienten. Auch durch kleine Undichtigkeiten kann ein Teil des Volumens verloren gehen. Andererseits wird bei zahlreichen Narkosegeräten während der Inspirationszeit der Frischgasfluss dem verabreichten Volumen hinzugefügt. Aus diesen Gründen ist auch bei der maschinellen Beatmung die Überwachung des exspiratorischen Atemhubvolumens und/oder des endexspiratorischen Kohlendioxidgehaltes notwendig.

Der Ventilator wird statt des Reservoir-/ Atembeutels in das Narkosesystem integriert. Dies erfolgt im einfachsten Fall durch Entfernen des Atembeutels und Anschließen des Ventilators mit einem Faltenschlauch an den frei gewordenen Anschlussstutzen am Kreissystem (Abb. 7.16). Bei fest integrierten Beatmern bleibt die Verbindung zum Kreissystem bestehen, der Reservoirbeutel befindet sich in diesem Fall an der Ventilatoreinheit (Abb. 7.17). Durch die Wahl der Betriebsarten manuell (Abb. 7.18) bzw. maschinell wird über ein Ventil der Atembeutel oder der Ventilator mit dem Kreissystem verbunden. Bei vielen modernen Geräten wird gleichzeitig die Funktion des Überdruckventils des Kreissystem gesteuert (manuell → Überdruckventil in Funktion, maschinell → Überdruckventil außer Funktion, Druckbegrenzung erfolgt im Ventilator).

Die Begrenzung des Beatmungsdruckes erfolgt am Ventilator selbst oder durch das Überdruckventil des Kreisteils. Erfolgt die Druckbegrenzung am Beatmer, muss bei

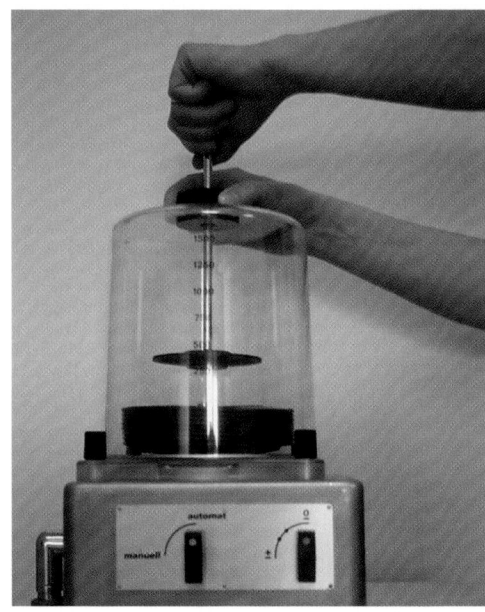

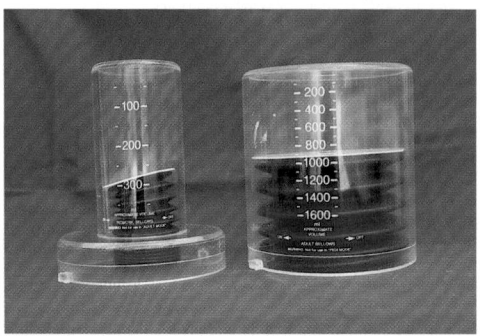

Abb. 7.14 Verschiedene Balg- und -gehäusegrößen mit Skalierung des Atemhubvolumens.

Abb. 7.15 Einstellen des Atemhubvolumens durch Veränderung der Expansionsbegrenzung.

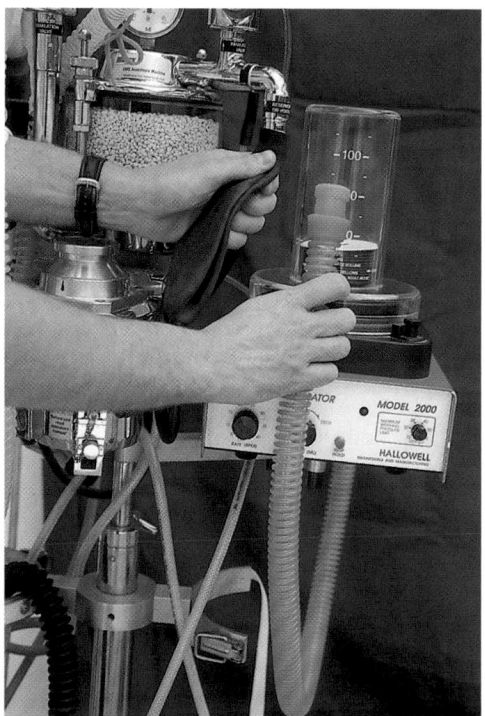

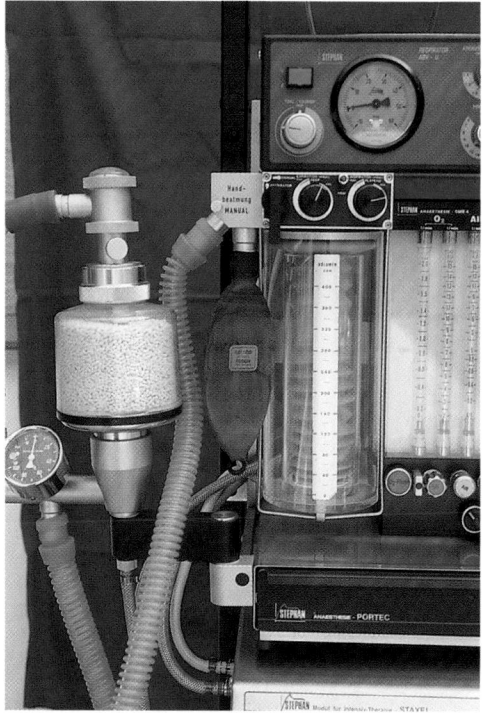

Abb. 7.16 Entfernen des Reservoir-/Atembeutels am Kreissystem und Anschließen des Ventilators.

Abb. 7.17 Reservoirbeutel an der Ventilatoreinheit, der blaue Faltenschlauch verbindet beide mit dem Narkosekreissystem.

manchen Geräten das Überdruckventil des Kreissystems verschlossen werden, bei anderen darf es offen bleiben. Die Druckbegrenzung der volumenkonstanten Ventilatoren (s. S. 101) ist der Grund dafür, dass bei einer kardiopulmonalen Reanimation manuell beatmet werden sollte. Die durch die externe Herzdruckmassage erreichten hohen Beatmungsdrücke führen bei druckbegrenzten Ventilatoren dazu, dass vorzeitig von In- auf Exspiration umgeschaltet wird, ohne dass das gewählte Atemhubvolumen erreicht wird. Der Patient wird hypoventiliert.

Neben dem Atemhubvolumen und dem Beatmungsdruck muss die Atemfrequenz eingestellt werden. Diese ist prinzipiell der manuellen Beatmung entsprechend. Atemhubvolumen und -frequenz ergeben das Atemminutenvolumen. Beachtet werden muss, dass einige Geräte als sogenannte Minute-Divider arbeiten. Das eingestellte Volumen entspricht bei diesen Ventilatoren dem Atemminutenvolumen, das Hubvolumen ergibt sich aus Minutenvolumen und eingestellter Frequenz. Wird bei diesen Geräten die Atemfrequenz verändert, bleibt das Atemminutenvolumen gleich, nur das Hubvolumen ändert sich. Die alveoläre Ventilation kann durch eine Erhöhung der Frequenz sogar vermindert werden, da bei geringerem Hubvolumen die Totraumventilation zunimmt und so ein geringerer Teil des Atemminutenvolumens am Gasaustausch teilnimmt. Soll die Erhöhung der Atemfrequenz zu einer Erhöhung des Atemminutenvolumens führen, muss bei diesen Geräten das eingestellte Atemminutenvolumen ebenfalls verändert werden.

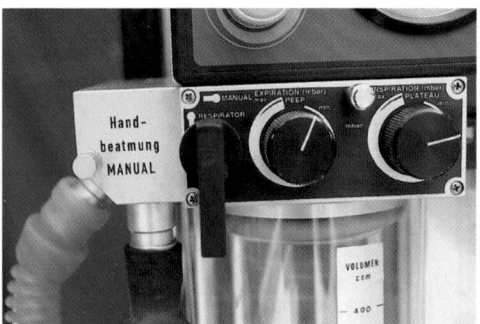

Abb. 7.18 Knebelschalter zur Wahl zwischen Spontanatmung/manueller Beatmung und Beatmung mit Respirator.

Bei manchen Ventilatoren kann die Inspirationsphase durch Drücken einer „inspiratory hold"-Taste vorübergehend verlängert werden, um die Lunge zu blähen. Die Inspiration wird so lange aufrechterhalten, wie der Knopf gedrückt wird, allerdings aus Sicherheitsgründen nach einer bestimmten Zeit (oft 15 s) auf jeden Fall beendet.

Als Energiequelle nutzen viele Ventilatoren ausschließlich Druckluft, einige benötigen zusätzlich Strom. Die Kompression des Balges erfolgt bei den gängigen Geräten jedoch stets pneumatisch, sodass Druckluft, alternativ Sauerstoff, als Arbeitsgas zur Verfügung stehen muss. Bei einigen Ventilatoren kann der Fluss des in das Balggehäuse einströmenden Arbeitsgases reguliert werden. Dadurch wird die Beatmungskinetik beeinflusst. Je höher der Fluss ist, umso schneller wird bei volumenkonstanter Beatmung das eingestellte Atemhubvolumen erreicht, um so höher ist jedoch auch der erreichte Spitzendruck. Ein langsames Einströmen des Gases dagegen hat den Nachteil, dass der durch die Beatmung erzeugte erhöhte intrathorakale Druck lange Einfluss auf die kardiovaskulären Funktionen hat. Ein zu geringer Arbeitsgasfluss kann bei höheren Atemzugvolumina zu einer Hypoventilation führen, da der Ventilator aufgrund der gewählten Atem-

frequenz die Inspiration unterbricht, bevor das eingestellte Hubvolumen erreicht wird. Ermöglicht der Ventilator eine druckkontrollierte Beatmung, so wird neben der Atemfrequenz der maximale Inspirationsdruck gewählt. Bei assistierter oder assistiert/kontrollierter Beatmung muss neben dem Volumen bzw. Druck die Triggergrenze (Sog, bei dessen Erreichen eine Inspiration ausgelöst wird) eingestellt werden, bei der assistiert/kontrollierten Form auch die Frequenz, die vom Patienten erreicht werden muss bzw. vom Gerät aufrechterhalten wird.

Für Inhalationsnarkosegeräte mit Universalverdampfer gelten für die maschinelle Beatmung die gleichen Einschränkungen wie für die manuelle.

⚠ Vor dem ersten Betrieb des Ventilators muss unbedingt die Betriebsanleitung sorgfältig gelesen und sich über die Funktionen und Einstellungen Klarheit verschafft werden. Eine fehlerhafte Einstellung oder Funktion eines Beatmers kann lebensbedrohlich für den Patienten sein. Besteht Verdacht auf eine Fehlfunktion, sollte die maschinelle Beatmung sofort abgebrochen und als manuelle weitergeführt werden, während der Fehler gesucht und behoben wird.

Vorteile und Nachteile der Beatmung mit Ventilator

- ▶ Entsprechend der manuellen Beatmung im Kreissystem
- ▶ Gleichmäßiges Atemhubvolumen und -frequenz über lange Zeit
- ▶ Je nach Gerät sind zusätzliche Parameter beeinflussbar (In-/Exspirations-Verhältnis, endexspiratorischer Druck, Kinetik des Gaseinstroms) und/oder andere Beatmungsformen (druckkontrollierte Beatmung, assistierte Beatmung) möglich
- ▶ Reduktion des personellen Aufwandes

Nachteile

▶ Hoher apparativer Aufwand
▶ Höhere Gefahr von technischen Fehlern und Fehlfunktionen

Die maschinelle Beatmung garantiert eine gleichmäßige Beatmung des Patienten auch über lange Zeit. Zwar ist der apparative Aufwand hoch, doch reduziert sich der personelle. Es wird kein Mitarbeiter ausschließlich an die Beatmung gebunden, sondern er kann sich anderen Aufgaben, wie der Überwachung des Patienten, widmen. Dies fördert die routinemäßige Nutzung der Beatmung auch bei gesunden Patienten und ohne Vorliegen eines Zwischenfalls. Die Anschaffung eines Beatmungsgerätes kann so ein wesentlicher Beitrag zur Reduktion der Zwischenfallsrate und des Narkoserisikos sein. Die maschinelle Beatmung ermöglicht darüber hinaus Beatmungsformen, die manuell nicht oder nur schwer zu verwirklichen sind. Auch beim Einsatz eines Beatmungsgerätes muss die Möglichkeit der Überwachung des Atemzeit-/-zugvolumens oder der Kapnometrie bestehen. Das geringe Atemhubvolumen von sehr kleinen Patienten (Katzen, kleine Hunde) stößt an die Grenze der Leistungsfähigkeit einiger Ventilatoren.

Ausschalten der Spontanatmung

Soll die Beatmung vollständig vom Anästhesieführenden oder von einem Ventilator übernommen werden, muss die Spontanatmung des Patienten ausgeschaltet werden. Der Übergang von spontaner zu kontrollierter Beatmung ist beim Tier in aller Regel ohne den Einsatz von Muskelrelaxantien möglich. Kurzfristige manuelle Hyperventilation senkt den arteriellen Kohlendioxidpartialdruck unter die Reizschwelle des Atemzentrums. Der Atemantrieb sistiert, der Patient kann dann manuell oder maschinell kontrolliert beatmet werden.

Dieser Mechanismus ist die Ursache dafür, dass eine assistierte Beatmung bei Hund und Katze kaum möglich ist, sondern in der Regel in eine kontrollierte übergeht. Gerade bei Beatmung in einem Notfall wird dieser Zusammenhang oft vergessen und das Entstehen oder Weiterbestehen eines Atemstillstandes „trotz" Beatmung als Verschlechterung der Situation gedeutet. Durch Beibehaltung oder gar Intensivierung der Beatmung wird dann der Atemstillstand ungewollt weiter aufrechterhalten.

Übergang zur Spontanatmung

Am Ende jeder kontrollierten Beatmung muss die Spontanatmung des Patienten wieder induziert werden. Während der Beatmung wurde der arterielle Kohlendioxidpartialdruck geringfügig unter der Reizschwelle für den spontanen Atemantrieb gehalten. Am Ende der Beatmung muss der arterielle Kohlendioxidpartialdruck langsam wieder erhöht werden, bis das Atemzentrum gereizt wird. Dies wird durch langsame Verringerung des Atemzeitvolumens (Reduzierung der Frequenz und/oder des Atemhubvolumens) erreicht.

Tab. 7.3 Beatmung mit einem Ventilator

	Herkömmlicher Ventilator	Minute-Divider
Eingestellte Parameter:	Atemhubvolumen	Atemminutenvolumen
	Atemfrequenz	Atemfrequenz
Abhängiger Parameter:	Atemminutenvolumen	Atemhubvolumen
	(= Hubvolumen x Frequenz)	(= Minutenvolumen/Frequenz)

Tab. 7.4 Technik der Beatmung mit Ventilator

- Dichtigkeit des Kreissystems überprüfen
- Ventilatorbalg und Balggehäuse evtl. an Patientengröße anpassen
- Möglichst viele Parameter vor Beginn der Beatmung am Ventilator einstellen
- **Volumenkontrollierte, druckbegrenzte Beatmung**
  - ➤ Berechnen des Atemhubvolumens [ml] ca. 15 ml/kg x KM [kg]
  - ➤ Alternativ des Atemminutenvolumens [ml] ca. 150 ml/kg x KM [kg]
  - ➤ Einstellen des berechneten Volumens am Ventilator
  - ➤ Einstellen der Frequenz (8–12 min^{-1})
  - ➤ Wahl der Druckbegrenzung (35 cmH$_2$O/mbar)
- **Druckkontrollierte Beatmung**
  - ➤ Wahl des maximalen Inspirationsdruck (5–15 cmH$_2$O/mbar)
  - ➤ Einstellen der Frequenz (8–12 min^{-1})
  - ➤ Zur Kontrolle: Berechnen des Atemhubvolumens
- Spontanatmung eventuell durch manuelle Beatmung ausschalten
- Ventilator mit Kreissystem verbinden:
  - ➤ Umstecken an den Stutzen für den Reservoirbeutel oder
  - ➤ Umschalten von manueller auf maschinelle Beatmung
- Ventilator starten
- Je nach Gerät Beatmungsdruckgrenze am Überdruckventil des Kreissystems wählen, dieses schließen oder öffnen
- Erreichten Beatmungsdruck beobachten und ausgeatmetes Volumen am Volumeter bestimmen
  Alternativ: Endexspiratorische Kohlendioxidkonzentration beobachten
- Nachregulieren:
  - ➤ **Volumenkontrollierte Beatmung**
    Atemhubvolumen (Minute-Divider: Atemminutenvolumen)
    Frequenz
  - ➤ **Druckkontrollierte Beatmung**
    Maximaler Inspirationsdruck
    Frequenz

Erscheint das Wiedereinsetzen der Atmung wahrscheinlich, wird die Beatmung beendet und das Überdruckventil auf Spontanatmung (offenes Ventil) umgestellt (Abb. 7.19). Unter sorgfältiger Überwachung (!) des Patienten (Schleimhautfarbe, Herzfrequenz, Pulssättigung) wird dann eine Beatmungspause bis zu maximal einer Minute gemacht und abgewartet, ob die Spontanatmung wieder einsetzt. Falls dies nicht der Fall ist, wird der Patient nach dieser Zeit einige Male manuell beatmet (Überdruckventil wieder umstellen!) und das Manöver wiederholt.

❗ Das Öffnen des Überdruckventils (Umstellen auf Spontanatmung) darf nicht vergessen werden, da sich sonst durch den kontinuierlichen Frischgaszufluss im Kreissystem ein Druck bis zur eingestellten Druckgrenze aufbaut, gegen den der Patient ausatmen muss. Dies kann lebensbedrohlich sein!

Gleichzeitig sollte die Zufuhr von Anästhetika deutlich reduziert werden oder ganz unterbleiben, da die Induktion der Spontanatmung umso schwerer ist, je tiefer der Patient schläft. Nach längerer Beatmung

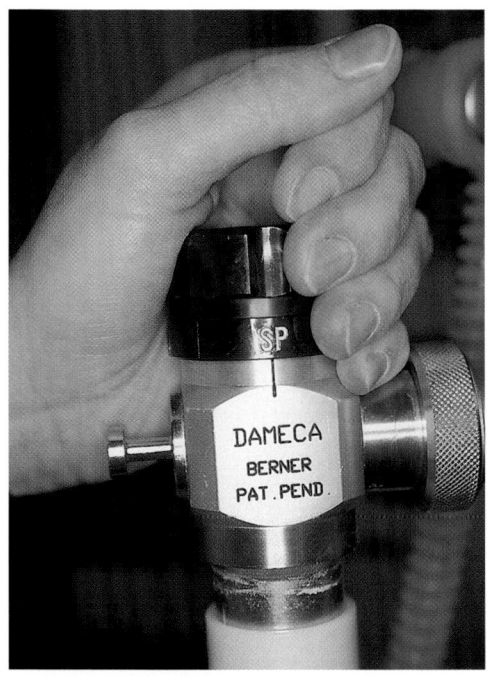

Abb. 7.19 Öffnen des Überdruckventils, hier durch Wahl der Stellung Spontanatmung (SP).

kann der Übergang zur Spontanatmung mehrere Minuten in Anspruch nehmen. Bei abruptem Stopp der Beatmung kann der Patient in eine gefährliche Sauerstoffschuld kommen, bevor der natürliche Atemantrieb einsetzt. Schwierig kann die Induktion der Spontanatmung auch bei stark unterkühlten Patienten sein.

Auch hier ist die Kapnometrie/-grafie die optimale Überwachungsmethode, da sie den durch die Reduktion des Atemzeitvolumens erreichten Kohlendioxidwert zeigt. Sie ermöglicht so eine Aussage darüber, wie wahrscheinlich das Wiedereinsetzen der Spontanatmung ist. Die „Grenze" ist individuell sehr unterschiedlich und u.a. von der aktuellen Narkosetiefe abhängig. Erste Versuche, ob der Patient schon spontan atmet, können ab einer endexspiratorischen Kohlendioxidkonzentration von 5–6 Vol.-% gemacht werden. Werden über längere Zeit hohe Kohlendioxidwerte (> 8

Vol.-%) gemessen, ohne dass die Spontanatmung einsetzt, sollte die Beatmung fortgesetzt und die endexspiratorische Kohlendioxidkonzentration wieder auf niedrigere Werte (5–6 Vol.-%) gebracht werden. Es muss dann nach der Ursache für das Nicht-Einsetzen der Spontanatmung gesucht werden (narkotische Wirkung des Kohlendioxids, tiefe Narkose, niedrige Körpertemperatur, Kreislaufdepression) und diese unter Fortsetzung einer suffizienten Beatmung beseitigt werden, bevor ein erneuter Versuch der Induktion der Spontanatmung gemacht wird.

Nebenwirkungen der Beatmung

Nebenwirkungen der Beatmung entstehen vor allem durch die veränderten Druckverhältnisse im Thorax. Während bei Spontanatmung die intrathorakalen Drücke nur wenige Millibar (cmH_2O) um den Nullpunkt schwanken, entstehen bei intermittierender Überdruckbeatmung Drücke bis 25 mbar. Bei der spontanen Inspiration wird der venöse Rückstrom zum Herzen durch den Unterdruck im Thorax erhöht, bei maschineller Beatmung jedoch durch den Überdruck reduziert. Die Verminderung des venösen Rückstroms führt zur Abnahme des Herzzeitvolumens. Normalerweise werden diese Veränderungen durch Kompensationsmechanismen ausgeglichen. In Narkose (erniedrigter Venentonus) oder bei einem Volumenmangel können jedoch ein Abfall von Blutdruck und Herzzeitvolumen die Folge sein. Besonders weitreichend ist die Beeinflussung der kardiovaskulären Funktionen bei Beatmung unter PEEP (s. S. 100). Aus diesem Grund sollte dieser nicht zu hoch gewählt werden. Bei Operationen am offenen Thorax reichen in der Regel 3–5 cmH_2O/mbar, um ein vollständiges Kollabieren der Lunge zu verhindern.

Durch die Blähung der Lungen bei einem erhöhten intrathorakalen Druck wird das Herz komprimiert und so das Herzzeitvolumen zusätzlich vermindert. Die Auswirkungen sind umso größer, je höher der Spitzendruck und je länger die Inspirationsphase ist.

Bei der intermittierenden Überdruckbeatmung besteht die Gefahr eines Barotraumas bei zu hohem Beatmungsdruck z.B. durch ein zu hohes Atemhubvolumen oder eine falsche Einstellung des Überdruckventils. Die sichere Beatmungsdruckgrenze liegt bei einer gesunden Lunge und bei einem geschlossenen Thorax allerdings mit etwa 70 cmH$_2$O/mbar sehr hoch, einige Autoren beschreiben allerdings das Auftreten erster Lungenschäden schon ab etwa 35 cmH$_2$O. Als obere inspiratorische Druckbegrenzung werden aus diesem Grund in der Regel 30–35 cmH$_2$sO gewählt.

Gefährlich kann auch eine Hyperventilation des Patienten werden. Hier sind kleine Patienten besonders gefährdet, da schon wenig auffällige Beatmungsfehler dazu führen können. Zum einen kann eine respiratorische Alkalose die Folge sein. Zum anderen können durch Hyperventilation hypoxische Schäden am Gehirn verursacht werden. Der Durchmesser der Hirngefäße ist abhängig vom arteriellen Kohlendioxidpartialdruck. Senkt man diesen durch Hyperventilation ab, kommt es zu einer Vasokonstriktion der Hirngefäße. Dadurch kann eine Sauerstoffmangelversorgung des Hirngewebes entstehen. Die Folge können schwerwiegende neurologische Schäden sein. Um die Gefahr von neurologischen Schäden durch Hyperventilation zu minimieren, sollten endexspiratorische Werte unter 3 Vol.-% vermieden werden.

Aus diesem Grund empfehlen wir die Kapnografie zur Überwachung der Beatmung, da nur sie nichtinvasiv und kontinuierlich sowohl eine Hypo- als auch eine Hyperventilation des Patienten zeigt. Die Bestimmung des Atemzug- oder -zeitvolumens ist je nach verwendeter Methode mehr oder weniger genau. Auch wird nur die mechanische Komponente der Atmung überwacht, nicht der Gasaustausch selbst. Ein adäquates Atemzeitvolumen macht zwar eine Hypoventilation unwahrscheinlich, kann aber trotzdem nicht sicher garantieren, dass der Sauerstoffbedarf gedeckt und das Kohlendioxid in ausreichendem Maß eliminiert wird. Dies aber leistet die Kapnografie. Sie zeigt bei Hund und Katze nicht nur das Ausmaß einer Atemdepression, sondern ermöglicht auch die Steuerung der Beatmung. Im Gegensatz zur Pulsoximetrie kann mit Hilfe der Kapnografie Hypo- und Hyperventilation entdeckt und so vermieden werden.

Beatmungsformen

Ähnlich wie bei den Narkosesystemen existiert bei den Beatmungsformen eine verwirrende Vielzahl von Begriffen. Nur wenige davon spielen für die Beatmung von Hund und Katze eine Rolle. Trotzdem wird man gerade beim Kauf eines Beatmungsgerätes, vor allem wenn es aus der Humanmedizin stammt, immer wieder mit diesen Begriffen konfrontiert und ist gezwungen eine Beurteilung der Leistungsfähigkeit und Brauchbarkeit des angebotenen Gerätes anhand dieser Begriffe vorzunehmen. Aus diesem Grund sollen einige davon hier erläutert werden. Eine systematische Gruppierung fällt allerdings sehr schwer, da in der Literatur häufig verschiedene Beatmungsformen nebeneinander gestellt werden, ohne dass eine systematische Einteilung erfolgt, auch werden stets unterschiedliche Kriterien zur Einteilung herangezogen, die Systematiken sind unterschiedlichen Alters und es kommt je nach betrachteten Aspekten zu Überschneidungen. Im Folgenden soll eine Besprechung der einzelnen Beatmungsformen jeweils unter einem möglichen Einteilungskriterium versucht werden, allerdings sind, ähnlich wie bei den Narkosesystemen, nur bestimmte „Kombinationen" von Beatmungsformen möglich. Gleichzeitig soll auch eine klinische Einschätzung für die Beatmung von Hund und Katze gegeben werden.

Beatmung hinsichtlich „Mitarbeit" des Patienten

Die Einteilung der einzelnen Beatmungsformen berücksichtigt, welche Parameter durch den Patienten und welche durch das Beatmungsgerät bzw. bei manueller Beatmung durch den Narkoseführenden bestimmt werden. Beurteilt werden Atemfrequenz, Atemzug- oder -hubvolumen und Atemzeitvolumen. Die klassischen Grundformen sind die assistierte, die assistiertkontrollierte und die kontrollierte Beatmung. Neuere Beatmungsformen, die man nach diesen Gesichtspunkten hier einordnen könnte, sind der IMV- und der SIMV-Modus.

Assistierte Beatmung

Der Patient bestimmt den Zeitpunkt der Inspiration und die Atemfrequenz, das Beatmungsgerät bzw. der manuell Beatmende bestimmen das Atemhubvolumen. Jedesmal, wenn der Patient einatmet, löst er einen Beatmungshub eines vorgewählten Volumens aus. Somit hängt das Atemzeitvolumen allein von der Zahl der vom Patienten ausgelösten Atemhübe ab. Das heißt aber, ein rein assistierter beatmeter Patient kann am Gerät „ersticken", falls er einen Atemstillstand hat oder seine Atemfrequenz sehr niedrig ist.

Bei der maschinellen Beatmung wird der Beatmungshub des Gerätes durch einen Druckabfall im System ausgelöst, der durch die Inspiration des Patienten verursacht wird. Man kann die Höhe des Druckabfalls, der vom Patienten erzeugt werden muss,

damit ein Beatmungshub „getriggert" wird, am Gerät als sogenannten Trigger einstellen. Er beträgt normalerweise wenige Zentimeter Wassersäule (cmH$_2$O) bzw. Millibar, muss jedoch individuell reguliert werden. Bei einem zu empfindlich eingestellten Trigger besteht die Gefahr einer patientenunabhängigen Selbsttriggerung der Beatmers mit einer Hyperventilation des Patienten. Bei der manuellen Beatmung kann man sich an den Thoraxbewegungen des Patienten oder am (geringen) Druckabfall am Beatmungsdruckmesser orientieren. Die manuell assistierte Beatmung erfordert Konzentration und Geschick.

🛈 Die rein assistierte Beatmung von Hund und Katze gelingt selten, da man bei diesen Tierarten relativ schnell die Spontanatmung ausschaltet, sodass die Beatmung in eine kontrollierte übergeht.

Assistiert-kontrollierte Beatmung

Die Beatmung erfolgt als assistierte Beatmung (Patient: Atemfrequenz, Gerät: Hubvolumen), fällt die Atemfrequenz des Patienten jedoch unter einen vorher am Beatmungsgerät gewählten Wert, so startet der Beatmer seine Beatmungshübe unabhängig vom Patienten (kontrollierte Beatmung) in der gewählten Frequenz. Das heißt auch hier wird das Atemzeitvolumen prinzipiell durch die Atemfrequenz des Patienten bestimmt, erst bei dessen „Versagen" kontrolliert der Beatmer. Es ist also ein zusätzlicher Sicherheitsaspekt integriert, der einen Tod des Patienten durch eine zu niedrige Eigenfrequenz verhindert. Prinzipiell kann auch die assistiert-kontrollierte Beatmung manuell durchgeführt werden.

🛈 Für die Anwendung der assistiert-kontrollierten Beatmung von Hund und Katze gilt ähnliches wie für die assistierte, durch Ausschalten der Spontanatmung geht sie in der Regel in eine kontrollierte über.

Kontrollierte Beatmung

Das Beatmungsgerät bzw. der manuell Beatmende bestimmen Atemfrequenz, Zeitpunkt der Inspiration und Atemhubvolumen, d.h. auch das Atemzeitvolumen wird allein vom Gerät/Narkoseführenden bestimmt. Der Patient hat keinen Einfluss auf sein Atemzeitvolumen und die Beatmung. Bei der maschinellen Beatmung triggern Inspirationsbewegungen des Patienten das Gerät nicht, der Patient ist nicht in der Lage, spontan zu atmen.

Intermittent mandatory ventilation (IMV) und Synchronisierte IMV (SIMV)

Ähnlich wie bei der klassischen kontrollierten Beatmung liefert das Beatmungsgerät ein gewähltes Atemhubvolumen mit einer eingestellten Frequenz. Im Gegensatz zur klassischen kontrollierten Beatmung kann der Patienten beim IMV-Modus jedoch zwischen den Beatmungshüben des Gerätes spontan atmen und einen Teil seiner Atmung selbst übernehmen. Beim synchronisierten IMV-Modus wird versucht, Gerät und Patient noch besser zu koordinieren, so werden die Maschinenatmungshübe nicht während der Exspiration des Patienten begonnen.

❗ Diese Beatmungsformen werden vor allem bei neueren humanmedizinischen Geräten angeboten. Sie sind gerade für das Entwöhnen vom Beatmungsgerät eine auch bei Hund und Katze nutzbare, aber rein fakultative Beatmungsform, da das Abgewöhnen vom Beatmungsgerät bei den recht kurzen Beatmungszeiten in der Regel keine Schwierigkeit bereitet.

Beatmung nach Druckverlauf

Hier werden die Beatmungsformen nach dem Verlauf des Druckes, der auf die Atemwege des Patienten ausgeübt wird, benannt. Grundtyp der maschinellen und manuellen Beatmung ist die intermittie-

rende Überdruckbeatmung. Je nach Atemwegsdruck während der Ausatemphase können ZEEP, PEEP und NEEP unterschieden werden.

Intermittierende Überdruckbeatmung Intermittent positive pressure ventilation (IPPV)

Auf die Atemwege des Patienten wird intermittierend ein Überdruck ausgeübt, der zum Einströmen von Gas in die Lunge des Patienten führen soll. Dies kann manuell durch Kompression des Atembeutels des Narkosegerätes erfolgen oder maschinell durch ein Beatmungsgerät.

❗ IPPV ist die Beatmungsform, die bei Hund und Katze in der Regel angewendet wird. Variationen erfolgen durch verschiedene Druckniveaus während der Exspiration (ZEEP, PEEP, NEEP) sowie bei der maschinellen Beatmung durch die Art der Steuerung des Beatmungsgerätes (VCV, PCV).

Zero end-expiratory pressure (ZEEP)

Während der Exspiration fällt der Atemwegsdruck auf Null, sodass die eingeatmete Luft die Lungen wieder verlassen kann.

❗ Normalerweise angewendete Beatmungsform. Der Begriff wird jedoch selten verwendet.

Positive end-expiratory pressure (PEEP)

Am Ende der Exspiration sinkt der Atemwegsdruck nicht auf Null bzw. den atmosphärischen Druck, sondern wird durch Schluss eines Ventils auf einem vorher gewählten positiven Niveau (5 mbar, maximal 15 mbar) gehalten. Der auf die Atemwege wirkende Druck verhindert ein vollständiges Kollabieren der Lungen, die funktionelle Residualkapazität wird erhöht, kollabierte Alveolen werden geöffnet, kleine Luftwege werden offen gehalten, die linksventrikuläre Vorlast sinkt. Von Nachteil sind vor allem die Kreislaufwirkungen des PEEP (Abnahme des HZV durch Verminderung des venösen Rückstroms, Einschränkung der Lungendurchblutung). Eine intermittierende Überdruckbeatmung (IPPV) mit PEEP wird auch als Continuous positive pressure ventilation (CPPV) bezeichnet.

🔟 Bei Hund und Katze wird eine Beatmung mit PEEP vor allem bei einem offenen Thorax genutzt. Hier verhindert sie das vollständige Kollabieren der Lungen während der Exspiration und vermindert so die Bildung von Atelektasen. Eine PEEP-Beatmung ist jedoch auch in diesem Fall nicht unbedingt erforderlich.

Negative end-expiratory pressure (NEEP)

Bei dieser auch als Positive-negative pressure breathing (PNPB) bezeichneten Beatmungsform wird die Exspiration durch einen Unterdruck in den Atemwegen gefördert. Ziel dieser Beatmungsformen ist, die negative Beeinflussung der Kreislauffunktion durch die Beatmung möglichst gering zu halten.

🔟 Diese Beatmungformen werden ebenso wie die Sonderform der s.g. Wechseldruckbeatmung wegen der erhöhten Tendenz zur Atelektasenbildung und der Abnahme der funktionellen Residualkapazität heute nicht mehr verwendet bzw. sind obsolet. Vorsicht bei älteren Beatmermodellen, einige besitzen die Option zur Wechseldruckbeatmung (beim Pulmomat 19.1 der Fa. Dräger durch Betätigung eines +/–-Hebels)!

Beatmersteuerung

Je nachdem, welcher Parameter zur Steuerung des Beatmungsgerätes genutzt wird, können volumen-, druck-, flow- und zeitgesteuerte Beatmungsformen unterschieden werden. Wegen ihrer überragenden Bedeutung sollen hier die volumen- und druckgesteuerte bzw. -kontrollierte Beatmung kurz erläutert werden.

Volumenkontrollierte Beatmung (VCV)

Zielparameter und Kontrollvariable ist das Atemhubvolumen. Da immer das gleiche Atemhubvolumen appliziert wird, wird die Beatmungsform auch als volumenkonstant bezeichnet. Abhängig von der Elastizität und dem Widerstand der beatmeten Lunge sind unterschiedliche Beatmungsdrücke notwendig, um das gewählte Volumen applizieren zu können. Um die Schädigung der Lunge durch zu hohe Beatmungsdrücke (Barotrauma) zu verhindern, besitzen die meisten der so gesteuerten Beatmer eine Druckbegrenzung. Bei einfacheren Beatmern kann eine solche Druckbegrenzung durch die Einstellung des Überdruckventils gewährleistet werden. Wegen der Gefahr des Barotraumas sollte der Beatmungsdruck überwacht werden (Beatmungsdruckmesser).

🔟 Die volumenkonstante Beatmung ist die bei Hund und Katze übliche Form. Nur sie gewährleistet, dass das zu einem suffizienten Gasaustausch notwendige Atemzeitvolumen erreicht wird. Bei den meisten unserer Patienten wird dieses Atemzeitvolumen mit relativ niedrigen Beatmungsdrücken erreicht, so dass die Gefahr einer Lungenschädigung durch Druck (Barotrauma) beim Routinepatienten gering ist. Beim Menschen wird wegen der Gefahr des Barotraumas von vielen Autoren die druckkontrollierte Beatmung der volumenkontrollierten vorgezogen.

Druckkontrollierte Beatmung (PCV)

Zielparameter und Kontrollvariable ist hier der Beatmungsdruck (Atemwegsdruck). Er wird während der Inspirationszeit konstant aufrechterhalten. Die Umschaltung auf die Exspiration erfolgt zeitgesteuert abhängig von der gewählten Frequenz. Druckkontrollierte Beatmungsformen sind volumeninkonstant. Das verabreichte Atemhubvolumen hängt von Höhe und Dauer des inspiratorischen Druckniveaus, von Elastizität und Widerstand der Lunge, Undichtigkeiten im System, Gegenatmen des Patienten u.v.a. ab. Da eine Hypoventilation jederzeit möglich ist, sollte das Atemhub-/-zeitvolumen und/oder der pulmonale Gasaustausch (Kapnographie) überwacht werden. Eine weitere Gefahr ist die Schädigung der Lunge durch ein zu großes Atemhubvolumen (Volutrauma).

🛈 Auch die druckkontrollierte Beatmung kann bei Hund und Katze angewendet werden. Voraussetzung ist eine adäquate Überwachung des Atemzeitvolumens bzw. des Gasaustausches. Ist bei sehr kleinen Patienten das minimale Atemhubvolumen des Beatmungsgerätes bei volumenkontrollierter Beatmung zu groß, ermöglicht die druckkontrollierte Beatmung häufig die Applikation von Atemhubvolumina, die unter dem minimalen Volumen bei Volumenkontrolle liegen So beträgt auch bei vielen modernen Humananästhesiegeräten das minimale Atemhubvolumen 50 ml, bei druckkontrollierter Beatmung werden auch Volumina von 20 ml ermöglicht.

Sonstige Beatmungsformen und Begriffe

Continuous positive airway pressure (CPAP)

Der Patient atmet spontan auf einem gewählten Druckniveau, welches im Gegensatz zur normalen Spontanatmung während In- und Exspiration größer Null (5–10 mbar) ist. Es handelt sich also um eine spontane In- und Exspiration gegen einen PEEP. Der dazu notwendige Gasfluss wird entweder kontinuierlich oder nach Triggerung eines Respiratorventils zu Verfügung gestellt. So sollen die Atelektasenbildung verhindert, verschlossene Alveolarbezirke wieder geöffnet und die inspiratorische Atemarbeit reduziert werden.

🛈 CPAP wird bei Hund und Katze praktisch nicht genutzt (z.B. bei der apnoischen Oxygenierung bei minimalinvasiver Thoraxchirurgie). Bei Pferden wird die Verwendung eines Demand-Ventils zur Verbesserung der Oxygenierung in der Aufwachphase empfohlen.

Seufzer-Atmung

Zur Behandlung und Prophylaxe von Atelektasen wird bei kontrollierter Beatmung regelmäßig ein Beatmungshub mit einem übergroßen (+50–100%) Atemhubvolumen erzeugt.

🛈 Die Wirkung und Indikation der Seufzer-Atmung sind umstritten. Untersuchungen beim Hund zeigen, dass nach einem automatischen Seufzer die Lungendehnbarkeit (Compliance) nicht verbessert wird.

Hochfrequenzbeatmung (HFV)

Unter dieser Rubrik werden verschiedene Beatmungsformen zusammengefasst bei denen die Atemfrequenz sehr hoch (> 60/min) und das Atemhubvolumen sehr klein (2–3 ml/kg KM) ist. Zum Teil wird die Hochfrequenzbeatmung mit herkömmlicher Beatmung kombiniert. Vorteile sind u.a. die geringe Thoraxexkursion, die geringe hämodynamische Beeinflussung und die Möglichkeit bei Intubationsproblemen über eine Trachealkanüle beatmen zu können.

🛈 Spielt bei Hund und Katze bisher keine Rolle.

8

Überwachung der Inhalationsanästhesie

Als Nachteil der Inhalationsanästhesie wird häufig der höhere personelle Aufwand für das Führen und die Überwachung der Narkose genannt. Bei kritischer Betrachtung relativiert sich dieser Nachteil jedoch, so ist auch bei der Injektionsanästhesie jemand für die Narkoseführung (Nachdosierung) und die Überwachung des Patienten notwendig. Der höhere personelle Aufwand bei der Inhalationsanästhesie bezieht sich weniger auf die Zahl der notwendigen Personen als auf den Aufwand für die Überwachung der Narkose. Da das Wohlbefinden des Patienten in entscheidendem Maße von der ungestörten Funktion von Narkosegerät und Beatmer abhängig ist, müssen diese zusätzlich überwacht werden.

Ein großer Teil der „Überwachung" der Geräte findet schon vor Beginn der Narkose bei ihrer sorgfältigen Überprüfung (s. Check des Narkosegerätes S. 59) statt. Doch obwohl dadurch die Zahl der möglichen Probleme mit dem Narkosegerät sehr stark reduziert wird, muss während der Narkose regelmäßig auf dessen Funktion geachtet werden, zusätzlich zur Überwachung des Patienten selbst.

Narkosegerät, Beatmer

Vor Ankoppeln des Patienten an das Narkosegerät sollte die Stellung des Überschussgasabströmventils überprüft werden (Cave: vollständig oder teilweise geschlossene Stellung nach Dichteprüfung oder manueller Beatmung!). Bei Wahl des Frischgasflusses an der Gasdosiereinrichtung muss darauf geachtet werden, dass dieser bestehen bleibt (Absinken des Schwimmers nach einigen Sekunden bei leerer Flasche) und dass sich der Schwimmer im Gasstrom dreht (Vorgaukeln eines Gasflusses bei verklemmtem Schwimmer). Beim Einstellen der Narkosegaskonzentration wird zusätzlich die Füllung des Verdampfers überprüft. Die eingestellte Narkosegaskonzentration sollte regelmäßig, vor allem nach Änderungen, kontrolliert werden. Füllung und Bewegung des Reservoirbeutels sowie die Bewegungen der Richtungsventile sollten ebenfalls beobachtet werden.

Ist ein Manometer ins System integriert, kann nicht nur bei manueller oder maschineller Beatmung der Beatmungsdruck überwacht werden, sondern auch bei

Spontanatmung die Funktion bzw. Stellung des Überschussgasabströmventils. So weist ein ansteigender Druck im System auf ein partiell oder vollständig verschlossenes oder defektes Ventil hin.

Vor allem während einer längeren Narkose muss nicht nur auf die Farbe des Atemkalkes, die Füllung des Verdampfers und der Gasflaschen sondern auch auf die Feuchtigkeitsabscheidung in den Patientenschläuchen geachtet werden.

Die beschriebene Überwachung von Narkosegerät und Einstellungen ist wenig aufwendig, da sie mit einem orientierenden Blick über das Narkosegerät erfolgen kann. Sie sollte regelmäßig und möglichst oft erfolgen. Im Idealfall ist sie eine automatisch, unbewusst und häufig durchgeführte Routine. Jedoch muss dem Narkoseführenden dazu Gelegenheit gegeben werden (Mehrfachbelastung von Helferin oder Tierarzt).

Bei manueller oder maschineller Beatmung des Patienten wird die Auswirkung der Beatmung durch Beobachtung der Thoraxexkursion kontrolliert. Ist ein Manometer im System integriert wird zur Verhinderung eines Barotraumas der maximal erreichte Beatmungsdruck überprüft. Bei maschineller Beamtung muss die Funktion des Beatmers überwacht werden. Anhand der Bewegungen des Balges werden eingestellte und reelle Frequenz verglichen. Das gewählte Atemzugvolumen wird den Balgexkursionen gegenübergestellt, zum einen, um eine Hypoventilation (z.B. durch Erreichen der Beatmungsdruckgrenze vor Applikation des eingestellten Volumens) zu vermeiden, zum anderen zur Verhinderung eines Traumas durch ein zu großes Atemzugvolumen. Bei einem stehenden Balg wird die Stellung des Balges und damit seine Füllung während der Exspirationsphase beobachtet. Eine unvollständige Expansion des Balges zeigt einen zu kleinen Frischgasfluss oder eine Undichtigkeit im System an.

Der Druckverlauf während der maschinellen Beatmung kann eingeschränkt am Manometer des Kreissystems überprüft werden (Verlauf bis zum Erreichen des Maximaldruckes, Spitzendruck, Plateaudruck, PEEP, negativer Druck in der Exspirationsphase). Manche sehr gut ausgestattete Beatmer zeigen eine Druckkurve an. Die Seitenstromspirometrie ermöglicht eine optimale Überwachung der Beatmerfunktion, da sie die erreichten Volumina, Drücke, Druckverläufe und die Compliance des Systems zeigt. Die Kapnografie überwacht nicht nur den pulmonalen Gasaustausch und damit die Auswirkungen der Beatmung, sondern zeigt darüber hinaus auch einige Fehlfunktionen des Narkosegerätes/Beatmers (Undichtigkeit, Beatmungsfrequenz, Zwischenatmen des Patienten).

Narkosetiefe

Da die durch Inhalationsanästhetika verursachte Atem- und Kreislaufdepression stark dosisabhängig ist, sollte die Narkose so tief wie nötig, aber so oberflächlich wie möglich sein. Ein ständiges Wachwerden muss aber vermieden werden. Eine regelmäßige Überwachung der Narkosetiefe ist Grundlage einer dem Patienten, der Narkoseeinleitung und dem Operationsverlauf angepassten Dosierung.

Eine Beurteilung der aktuellen Narkosetiefe ist nicht immer einfach. Die stets zitierten Narkosestadien nach Guedel wurden beim Menschen für die Äthernarkose ohne Prämedikation erarbeitet. Sie können als Orientierung dienen, doch ist die Ausprägung der dort beurteilten Merkmale bei modernen Kombinationsanästhesien, also auch abhängig von der gewählten Narkoseeinleitung, teilweise völlig unterschiedlich. Die Beurteilung der Narkosetiefe erfolgt durch Kontrolle des **Lidreflexes,** der **Bulbusstellung** und des **Tonus der Musku-**

latur, v.a der Kiefermuskulatur. Bei der Inhalationsnarkose reduziert sich mit zunehmender Narkosetiefe der Lidreflex und der Bulbus rotiert nach ventromedial. Im Überdosierungsstadium bewegt er sich wieder nach zentral. Lid- und Kornealreflex sind während des Toleranzstadium ausgefallen. Ein mögliche Beeinflussung der Reflexe durch die verwendete Prämedikation/Narkoseeinleitung sollte beachtet werden.

Der **Kiefertonus** gibt Hinweise auf die Intubationsfähigkeit bzw. den Extubationszeitpunkt (→ regelmäßige Überprüfung in der Aufwachphase).

Das Erwachen eines Patienten und das Empfinden von Schmerzen können vor allem an Veränderungen der Atemfrequenz und des Blutdrucks, weniger verlässlich an der Herzfrequenz erkannt werden. Häufig reagieren die Patienten zunächst mit einigen tiefen Atemzügen bevor es zu einer Frequenzerhöhung oder gar zum Hecheln kommt. Bei kontrolliert beatmeten Patienten kann ein ungewolltes Wiedereinsetzen der Spontanatmung („Zwischenatmen") durch Erwachen oder Schmerzen verursacht werden.

Die Messung der endexspiratorischen Narkosegaskonzentration kann keinen direkten Hinweis auf die Narkosetiefe geben. Sie dient der Kontrolle der verabreichten Narkosegaskonzentrationen und verhindert Dosierungs- und technische Fehler.

Atmung

Da sowohl die Inhalationsanästhetika als auch die meisten zur Narkoseeinleitung verwendeten Medikamente die Atmung deprimieren, kommt der Überwachung der Atemfunktion besondere Bedeutung zu. Sichergestellt werden muss, dass Sauerstoffaufnahme und Kohlendioxidabgabe den Anforderungen des Patienten entsprechen. Voraussetzung dafür ist ein adäquates Atemminutenvolumen.

Häufig ist die Bestimmung der **Atemfrequenz** anhand der Thoraxexkursionen beim steril abgedeckten Patienten schwierig. Das Narkosegerät ermöglich zusätzlich die Überwachung der Atmung anhand der Bewegung von Atembeutel und Ventilplättchen der Richtungsventile. Die Qualität der Atemzüge ist so jedoch nur in beschränktem Maße zu beurteilen. Häufig verfügen die Narkosegeräte über ein mechanisches Volumeter zur Messung des **Atemzug- und Atemminutenvolumens**. Die Verlässlichkeit der angezeigten Volumina hängt jedoch sehr stark von Art, Alter, Pflege und Einteilung des Volumeters sowie von der Größe des Patienten ab.

Eine Auskultation der Atmung ist umso sinnvoller, je eingeschränkter andere Methoden zur Überwachung vorhanden sind. Das **Ösophagusstethoskops** ist eine einfache Methode zur sicheren Bestimmung der Atemfrequenz und -geräusche. Einfache **Atemmonitoren** (Identifizierung des Atemzuges anhand der Temperaturänderung im Atemgas, Dehnungstreifen um den Thorax, drucksensitive Kissen) zeigen nur die Atemfrequenz und geben deshalb keine zusätzlichen Informationen, auch können die registrierten biologischen Signale sehr leicht durch Manipulationen am Patienten „nachgestellt" und Notsituationen deswegen übersehen werden.

Die **Seitenstromspirometrie** zeigt sicher Atemfrequenz, -zug- und -minutenvolumen. Bei sehr kleinen Patienten können die Sensoren, ebenso wie bei Hitzedrahtvolumetern (heute wenig üblich, störungsanfällig) oder der Kapnografie zu einer Totraumvergrößerung mit der Gefahr der Kohlendioxidrückatmung führen. Aus diesem Grund sollten, soweit verfügbar, Pädiatriesensoren und -messköpfe verwendet werden.

Ungenauigkeiten bei sehr kleinen Patienten sind auch bei der Seitenstromspirometrie möglich.

Ein adäquates Atemzeitvolumen ist zwar Voraussetzung eines ungestörten pulmonalen Gaswechsels, garantiert diesen aber nicht. Aus diesem Grund ist die **Überwachung von Sauerstoffaufnahme und Kohlendioxidabgabe** aussagekräftiger als die Überwachung von Atemfrequenz oder -volumina.

Die **Beurteilung der Schleimhautfarbe** gibt Informationen über Sauerstoffversorgung und Funktion des peripheren Kreislaufs. Während der Inhalationsnarkose lassen sich vor allem Konjunktiven, Maulschleimhaut und Zunge beurteilen. Eine geringe arterielle Sauerstoffsättigung zeigt sich häufig, aber nicht immer, durch eine Zyanose der Schleimhäute. Das Ausmaß des Sauerstoffmangels lässt sich nur sehr grob schätzen, so spielen Farbe und Helligkeit des Umgebungslichts bei der Beurteilung der Schleimhautfarbe eine große Rolle. Auch wird eine Zyanose nur beobachtet, wenn 5 g Hämoglobin / 100 ml Blut reduziert vorliegen. Beim anämischen Patienten kann deshalb keine Zyanose auftreten. Trotz der eingeschränkten Aussagekraft hinsichtlich des pulmonalen Gaswechsels sollte die regelmäßige Beurteilung der Schleimhäute zum Minimalmonitoring gehören.

Eine Sauerstoffmangelversorgung kann zwar unter Umständen an einer Zyanose erkannt werden, doch sind die übrigen klinischen Symptome ebenso wie die einer unzureichenden Abatmung von Kohlendioxid nicht spezifisch. Die sichere Erkennung einer Sauerstoffmangelversorgung und deren Quantifizierung ist nur mit apparativen Methoden möglich.

Als nichtinvasive, kontinuierliche, einfach anwendbare Methode zur Beurteilung der Sauerstoffversorgung scheint die **Pulsoximetrie** nahezu ideal zur Patientenüberwachung in der Tiermedizin. Die Bedeutung der Pulsoximetrie liegt in der frühzeitigen Erkennung perioperativ auftretender Hypoxien. Die Aussagekraft der Pulsoximetrie ist während der Inhalationsanästhesie jedoch eingeschränkt.

Die Verabreichung einer erhöhten inspiratorischen Sauerstoffkonzentration führt allein aufgrund der sigmoiden Form der Sauerstoffbindungskurve bei den meisten Patienten (Ausnahme: schwere Lungenerkrankungen, stark gestörte Kreislauffunktion) zu einer normalen arteriellen Sauerstoffsättigung (100–93 %). Diese täuscht darüber hinweg, dass die Ursache des Sauerstoffmangels, nämlich das durch die atemdepressive Wirkung der Anästhetika reduzierte Atemzeitvolumen, nicht normalisiert wurde und dass nach wie vor eine Störung der Kohlendioxidabgabe besteht. Auch kann die Effizienz einer Beatmungstherapie nur eingeschränkt beurteilt werden, so lässt sich eine Hyperventilation mit der Pulsoximetrie, im Gegensatz zur Kapnografie, nicht vermeiden.

Werden bei der Inhalationsnarkose trotz hoher inspiratorischer Sauerstoffkonzentration oder Beatmung niedrige Werte gemessen, muss gründlich überprüft werden, ob ein Messfehler (Bewegungsartefakt, schlechter Sitz des Sensors, Streuung des Lichtes durch Haare, mangelnder Kontakt eines Rektalsensors zur Schleimhaut o.ä.), Anzeichen einer Sauerstoffmangelsituation (leere Sauerstoffflasche, falsche Frischgasdosierung, Verwechslung von Lachgas und Sauerstoff, Diskonnektion des Patienten), Atem- oder Kreislaufdepression vorliegen.

Die **endexspiratorische Kohlendioxidkonzentration** (bzw. -partialdruck) hängt primär von der alveolären Ventilation ab. Im Gegensatz zur Pulsoximetrie kann der physiologische Bereich (4 bis 5,5 Vol.-%

bzw. 35 bis 45 mmHg) sowohl nach unten als auch oben überschritten werden. Aus diesem Grund gelingt mit Hilfe der **Kapnometrie** nicht nur Diagnose und Quantifizierung der anästhesiebedingten Atemdepression, sondern kann auch eine Beatmung optimal an die Anforderungen des Patienten angepasst und eine Hyperventilation sicher vermieden werden. Bei Verdacht auf Fehlintubation kann die Kapnometrie den endotrachealen Sitz des Tubus sicher beweisen.

Die Interpretation des endexspiratorischen Kohlendioxidwertes wird dadurch erschwert, dass er nicht nur von der Ventilation sondern auch von der Menge des produzierten Kohlendioxid, also vom Metabolismus, und der Menge des zur Lunge transportierten Kohlendioxids, also von der Kreislauffunktion, abhängt. Mit etwas Erfahrung gelingt es jedoch relativ leicht, Veränderungen der endexspiratorischen Kohlendioxidkonzentration anhand ihres zeitlichen Verlaufes und in Zusammenhang mit anderen Befundes möglichen Ursachen zuzuordnen.

Die grafische Darstellung des Verlaufs der Kohlendioxidkonzentration in der Atemluft (Kapnografie) erweitert die diagnostischen Möglichkeiten, so zeigt sie neben Atemfrequenz und -rhythmus auch Störungen im Bereich des Narkosesystems oder Beatmers (Undichtigkeit, Diskonnektion etc.), ein Zwischenatmen beim kontrolliert beatmeten Patienten, eine Restcurarisierung u.v.a.

Bei kleinen Tieren kann der auf den Tubus aufgesteckte Sensor sowohl bei der Seitenstrom- als auch bei der Hauptstrommessung zur Vergrößerung des Totraums und infolgedessen zur Kohlendioxidrückatmung führen. Aus diesem Grund sollten Pädiatriesensoren verwendet werden, für die Seitenstrommessung gibt es spezielle Tubuskonnektoren, an die eine Gasprobenleitung direkt angeschlossen werden kann.

Da die Seitenstrommessung dem System Gas entzieht (50–200 ml/min), muss bei der Inhalationsnarkose mit niedrigem Frischgasfluss und im geschlossenen System die Frischgasmenge entsprechend korrigiert oder das Probengas vom Messgerät zurück ins Inhalationsgerät geführt werden. Bei flowgesteuerten Nicht-Rückatemsystemen wird die Ausatemluft durch den hohen Frischgasfluss verdünnt, eine exakte Messung ist dadurch unmöglich.

Die exaktesten Aussagen über den Grad einer Atemdepression gibt die arterielle Blutgasanalyse. Sie ist in der Kleintierpraxis aus verschiedenen Gründen wenig verbreitet.

Die kontinuierliche **Überwachung der inspiratorischen Sauerstoffkonzentration** soll bei Inhalationsnarkosen vermeiden, dass durch Geräte- oder Anästhesiefehler die inspiratorische Sauerstoffkonzentration unter 21 Vol.-% sinkt. Bei Niedrigflussnarkosen unter Verwendung von Lachgas sollte sie obligat sein. Leistungsfähigkeit und Aussagekraft der Messung hängen von der verwendeten Messtechnik, deren Schnelligkeit und der Platzierung des Sensors ab. Je näher am Patienten gemessen wird und je kürzer die Ansprechzeit des Sensors ist, umso aussagekräftiger ist die Messung.

Kreislauf

Die **Pulspalpation** ist eine der verlässlichsten und aussagekräftigsten Überwachungsmethoden. Während der Inhalationsnarkose ist der Kopf häufig gut erreichbar, sodass sie an der Arterie lingualis als Alternative zur Arteria femoralis erfolgen kann. Gerade bei adipösen Tieren oder in Notsituationen ist die Palpation einer peripheren Arterie jedoch oft wenig verlässlich, die Palpation des Herzstoßes gibt dann Auskunft über die mechanische Aktivität des Herzens.

Die **kapilläre Rückfüllungszeit** sollte bei der gesunden Tieren 1 bis 2 Sekunden nicht überschreiten. Im Schock oder bei ausgeprägter Exsikkose ist sie deutlich verzögert. Sie kann direkt post mortem wieder normal sein kann.

Zur **Auskultation des Herzens** während der Narkose ist die Verwendung eines Ösophagusstethoskops hilfreich. Es wird am anästhesierten Patienten im Ösophagus vorgeschoben bis seine Spitze über der Herzbasis liegt. Zusätzlich zur Herzaktion sind die Geräusche der Atmung hörbar. Einige Autoren beschreiben, dass die Lautstärke der Herztöne mit dessen Förderleistung korreliert, dies konnte von anderen Autoren widerlegt werden. Die Auskultation mit dem Ösophagusstethoskop ist eine preiswerte, aussagekräftige und kontinuierliche Überwachungsmethode. Es werden Stethoskope mit Verstärker angeboten, Herzaktion und Atemgeräusche können so über einen Lautsprecher abgehört werden.

Herzfrequenzmonitore zeigen die einzelnen elektrischen Herzaktionen optisch und/oder akustisch an. Da eine Spannungsschwankung in bestimmter Höhe als QRS-Komplex definiert wird, sind solche Geräte sehr störanfällig. So kann schon die Berührung einer ableitenden Elektrode ein Signal auslösen. Die Erfassung von Rhythmusstörungen ist damit schwierig.

Das **Elektrokardiogramm** gibt Informationen über die Art der Erregungsbildung und -ausbreitung am Herzen. Da für die Narkoseüberwachung die relativ störungsfreie Darstellung ausreichend großer Kammerkomplexe entscheidend ist, reicht eine bipolare Ableitung diagonal zwischen einer Vorder- und einer Hinterextremität aus. Zur Ableitung werden Nadelelektroden, Alligatorklemmen oder Klebelektroden verwendet. Nadelelektroden sind sehr arte-faktarm. Zur Minderung des Hautwiderstandes müssen Alligatorklemmen mit Alkohol oder Kontaktgel feucht gehalten werden. Klebeelektroden werden über die Sohlenballen geklebt und eventuell mit Klebeband gesichert. Bei der Katze ist das EKG wegen der niedrigen QRS-Komplexe häufig schlecht zu interpretieren und relativ störanfällig. Das EKG zeigt sicher Frequenz, Überleitungsstörungen, Anzahl und Art von Extrasystolen sowie Artefakte. Eine weiterführende Diagnostik ist jedoch nicht möglich (kein Standard-EKG). Auch gibt das EKG keine Information über die Pumpfunktion des Herzens.

Die **Pulsplethysmografie** ist ein einfaches, kontinuierliches Verfahren zur Überwachung des peripheren Blutflusses. In der photoelektrischen Pulsplethysmografie wird die Absorption oder Reflexion infraroten Lichtes durch das pulsierende Gewebe bestimmt. Der Verlauf der wechselnden Lichtintensität entspricht dem Spiegelbild der Pulskurve, die auf dem Monitor dargestellt wird. In der Regel ist die Pulsplethysmografie ein Abfallprodukt der Pulsoximetrie, viele Pulsoximeter zeigen die Plethysmogramm-Kurve auf ihrem Bildschirm an.

Die plethysmografische Pulswelle zeigt Veränderungen des pulsierenden Blutvolumens in der Peripherie, nicht jedoch Veränderungen des Blutdrucks. Eine Vasokonstriktion (Hypovolämie, Zentralisation, Schmerz, Hypokapnie, Angst) bewirkt den Abfall der Amplitude. Die Vergrößerung der Amplitude lässt Vasodilatation (α-adrenolytische Phenothiazine, Hyperkapnie, Dekompensation eines Schocks) erkennen. In Zusammenhang mit dem EKG können die hämodynamischen Konsequenzen und damit die Therapiewürdigkeit von Rhythmusstörungen abgeschätzt werden.

Die Überwachung der peripheren Durchblutung mit einem **Ultraschall-Doppler-Gerät** ist eine einfach anwendbare nichtinvasive Methode. Die durch die Bewegung der Blutzellen verursachte Frequenzverschiebung (Doppler-Effekt) wird über einen Verstärker hörbar gemacht, sodass Pulsaktionen als „zischende" Geräusche hörbar werden. Der kleine Ultraschallkopf wird zum Beispiel über der geschorenen, mit Ultraschallkontaktgel versehenen Haut plantar am Metacarpus befestigt.

Die **Blutdruckmessung** nimmt in der Humananästhesie eine Schlüsselstellung bei der Überwachung der Kreislauffunktion ein. Viele indirekte, unblutige Methoden zur Blutdruckmessung funktionieren beim Tier nur unzureichend, nur mit einigen wenigen indirekten unblutigen Verfahren lassen sich hinreichend genaue systolische Blutdruckwerte ermitteln. So kann mit Ultraschall-Doppler-Geräten durch die zusätzliche Verwendung einer Blutdruckmanschette mit Sphygmomanometer der systolische Blutdruck bestimmt werden. Vorteilhaft ist neben der einfachen Anwendung die relative Genauigkeit der Methode auch in niedrigen Druckbereichen. Die Methode ist jedoch personalintensiv. Von vielen Autoren wird die unblutige Druckmessung mittels oszillometrischer Technik als hinreichend genau bei der Bestimmung der systolischen Blutdruckwerte und des Blutdrucktrends beschrieben. Der Blutdruck in der Diastole kann nicht oder nur mit großer Ungenauigkeit bestimmt werden. Die Messung scheint jedoch bei wachen Tieren besser zu funktionieren als zur Narkoseüberwachung. Die Messgenauigkeit ist von der optimalen Manschettengröße abhängig. Viele oszillometrische Blutdruckmessgeräte messen automatisch in regelmäßigen Abständen oder auf Anforderung und sind deshalb wenig personalintensiv.

Die **Kapnografie** kann auch zur Überwachung der Perfusion genutzt werden, da die exspiratorische Kohlendioxidkonzentration auch von der mit dem Kreislauf zur Lunge transportierten Kohlendioxidmenge abhängig ist. Bei konstantem Atemminutenvolumen zeigt der Abfall der endexspiratorischen Kohlendioxidkonzentration eine Abnahme des Herzzeitvolumens. Sehr langsame kontinuierliche Veränderungen weisen eher auf eine Störung des Metabolismus (Auskühlen des Patienten) hin.

Körpertemperatur

Gerade bei längeren Narkosen sollte die Körpertemperatur auch intra operationem überwacht werden. Die Messung der Körpertemperatur erfolgt meist im Rektum. Die Rektaltemperatur ist jedoch abhängig von der Durchblutung der Schleimhaut, der Menge an isolierend wirkendem Kot, einer eventuell verabreichten Epiduralanästhesie und entspricht nicht der Körperkerntemperatur. Diese ist sehr einfach mit einer weichen Temperatursonde im unteren Oesophagus zu erfassen. Beim Vorschieben der Sonde rutscht diese beim intubierten Tier automatisch in den Oesophagus.

Zur Überwachung der Körpertemperatur sind herkömmliche „Fieberthermometer" nicht geeignet, es ist notwendig auch tiefe Temperaturen bis zu 32 °C messen zu können. Optimal ist eine kontinuierliche Temperaturmessung während der Narkose. Viele Überwachungsgeräte beinhalten diese, auch einige Raumthermomether mit dünnem, abgerundeten Messfühler sind zur kontinuierlichen rektalen Messung geeignet.

Anästhesieprotokoll

Die Werte der überwachten Parameter sollten in zehn- bis fünfzehn-minütigem Abstand in einem Narkoseprotokoll notiert werden. Besonderheiten oder Zwischenfälle werden dort ebenfalls vermerkt. Das Anästhesieprotokoll kann auch die Ergebnisse der präanästhetischen Untersuchung, Art, Dosierung und Zeitpunkt von Prämedikation und Narkoseeinleitung, Frischgasfluss, Narkosegaskonzentration und Angaben über eine eventuelle Beatmung enthalten.

Das Führen eines Narkoseprotokolls ist ein wichtiger Bestandteil einer guten Narkoseüberwachung. Durch die regelmäßige Dokumentation der Überwachungsergebnisse werden Veränderungen durch Vergleich mit den vorherigen Werten klarer, Zusammenhänge zwischen einzelnen Parametern oder zur Narkosegaskonzentration lassen sich darstellen. Das Anästhesieprotokoll dient der Qualitätskontrolle, hilft die eigenen Anästhesiemethoden zu verbessern und erleichtert die „Einarbeitung" in die Inhalationsanästhesie. Mit seiner Hilfe können der gesamte Narkoseverlauf beurteilt und nachvollzogen, Zwischenfälle analysiert und Fehler erkannt werden. Auch aus forensischen Gründen sollte nicht auf ein Protokoll verzichtet werden.

Das Ausmaß der Überwachung hängt von dem Ergebnis der präanästhetischen Untersuchung und von Art und Länge der geplanten Operation ab. Dies betrifft nicht primär den Einsatz apparativer Methoden sondern das Intervall der klinischen Untersuchungen. Auch mit klinischen Verfahren kann eine gute, jedoch personalintensive Überwachung durchgeführt werden. Allerdings lässt sich eine Atemdepression, als die häufigste Ursache tödlicher Narkosezwischenfälle in der Tiermedizin, mit klinischen Methoden nicht erfassen. Überwachungsgeräte, vor allem solche mit sinnvoll konfigurierbaren automatischen Alarmen, entlasten das Personal und helfen so bei der Prävention von Komplikationen. Voraussetzung ist allerdings, dass aussagekräftige biologische Signale verlässlich überwacht werden.

Weiterführende Literatur

Baum J. (1998): Die Inhalationsnarkose mit niedrigem Frischgasfluss. Thieme, Stuttgart

Conzen, P. Peter, K. (1995): Pharmakodynamik der Inhalationsanästhetika. In: Doenicke, A. et al. (Hrsg.): Anästhesiologie. Springer, Berlin. 157–175

Diverse (1996): Sevofluran: Neues Inhalationsanästhetikum für die klinische Praxis. Anaesthesist 45, Supplement 1/96

Doenicke, A., D. Kettler und W.F. Liste (1995): Anästhesiologie. Springer, Berlin

Erhardt, W., J. Henke u. J. Haberstroh (2002): Anästhesie und Analgesie bei Kleintieren. Schattauer, Stuttgart

Funk, W. et al. (1996): Sevofluran oder Halothan bei inhalativ eingeleiteten Narkosen im Kindesalter. Anästhesiequalität und Serum-Fluoridspiegel. Anaesthesist 45: 22–30

Gaba, D.M., K.J. Fisch und S.K. Howard (1998): Zwischenfälle in der Anästhesie. Prävention und Management. Gustav Fischer, Lübeck

Gantke, S. u. U. Matis (1997): Minimal-Flow-Narkose beim Hund. Tierärztl. Prax. 25: 156–163

Haberthür, C., J. Guttmann, P.M. Osswald und M Schweitzer (2001): Beatmungskurven. Kursbuch und Atlas. Springer, Berlin

Korbel, R. (1998): Vergleichende Untersuchungen zur Inhalationsanästhesie mit Isofluran und Sevofluran bei Haustauben. Tierärztl. Prax. 26 (K): 211–213

Larsen, R. (2002): Anästhesie. Urban & Fischer, München.

Larsen, R. und T. Ziegenfuß (1999): Beatmung. Springer, Berlin

Martin E. (2002): Fortschritte in der Inhalationsanästhesie. UNI-MED, Bremen

Oczenski, W. (2001): Atmen – Atemhilfen. Blackwell Wissenschafts-Verlag, Berlin

Parbrook, G.D., P.D. Davis, E.O. Parbrook (1997): Physik und Messtechnik in der Anästhesie. Wissenschaftliche Verlagsgesellschaft mbH, Stuttgart

Schirmer, U. (1998): Lachgas - Entwicklung und heutiger Stellenwert. Anaesthesist 47: 245–55

Scholz, J., Tonner P.H. (1997): Desfluran und Sevofluran: Eine Zwischenbilanz. Anaesthesist 46: 816-825 (sehr empfehlenswert!)

Schulte am Esch, J., E. Kochs und H. Bause (2000): Anästhesie und Intensivmedizin. Thieme, Stuttgart

Schüttler, J., J. Neglein und F. Bremer (2000): Checkliste Anästhesie. Thieme, Stuttgart

Siegel, E. (2001): Inhalationsnarkosegeräte. In: Kramme, R. (Hrsg.): Medizintechnik. Springer, Berlin, 319–334

Steffey, E.P. (1996): Inhalation anesthetics. In: Thurmon, J.C., Tranquilli, W.J., Benson, G.J. (Hrsg.): Lumb&Jones – Veterinary Anesthesia. William & Wilkins, Baltimore. 297–329

Tacke, S., H. Xiong u. E. Schimke (1998): Sevoflurane (SEV Orane®) zur Inhalationsanästhesie beim Hund im Vergleich mit Halothan und Isofluran. Tierärztl. Praxis 26 (K): 369–377

Westphal, K. et al (1997): Arbeitsplatzbelastung durch Sevofluran. Konzentrationmessung während Bronchoskopien bei Kindern. Anaesthesist 46: 677–682

Zbinden, A., Thomson, D. (1995): Pharmakokinetik der Inhalationsanästhetika. In: Doenicke, A. et al. (Hrsg.): Anästhesiologie. Springer, Berlin, Heidelberg. 125–156

Sachregister

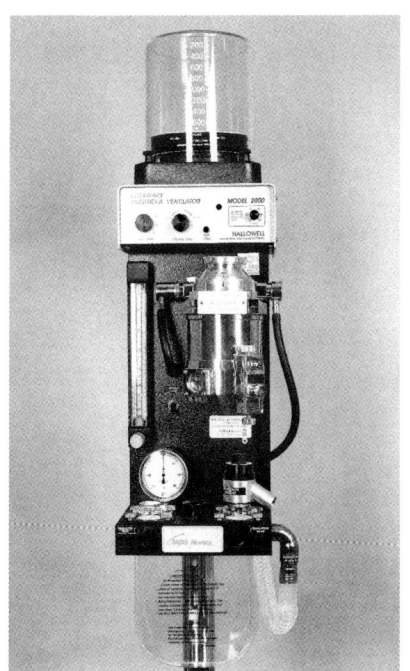

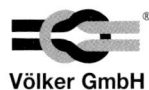
Völker GmbH

MDS MATRX ECONOMY

Das Kleintier-Narkosegerät MDS Matrx Economy ist direkt für die Aufnahme eines Kleintier-Narkosebeatmers vorbereitet, der Beatmer kann jederzeit (auch nachträglich) ohne Umbauten mit dem Gerät verbunden werden.

Die Abbildung zeigt das Economy zusammen mit dem Kleintier-Beatmer HALLOWELL HEMC 2000.

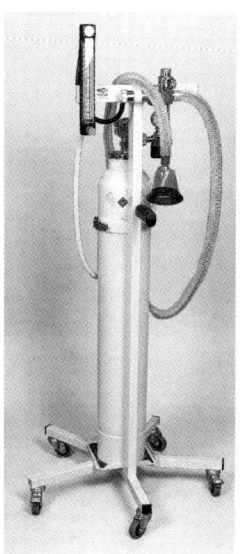

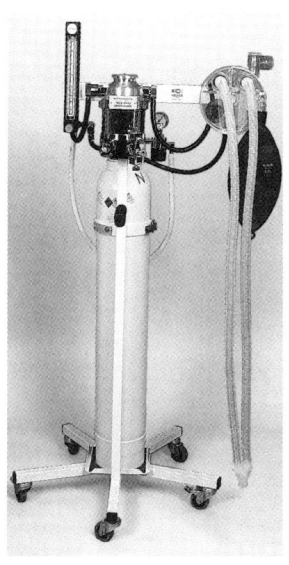

NARCOQUIP® TIVA

Fahrbares Sauerstoffgerät für die TIVA-Narkose (TIVA = Totale intravenöse Anaesthesie). Sauerstoff-Versorgung während der Injektionsnarkose.

NARCOQUIP® Usus Mobil

Fahrbares Kleintier-Inhalationsnarkosegerät mit Präzisionsverdampfer ISOTEC III für ISOFLURAN (Neugerät), Sauerstoff-Flowmeter, halbgeschlossenes Patientensystem, Ableitung der Überschussgase.

Unter dem Markennamen NARCOQUIP® produzieren wir Narkosegeräte für die Tiermedizin mit einem überzeugenden Preis-Leistungsverhältnis

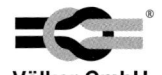
Völker GmbH
Veterinärmedizinische
Abteilung

Feldstraße 4 · D-24568 Kaltenkirchen
Telefon ++0 41 91 / 8 53 91   (Main-Office)
Telefax ++0 41 91 / 8 53 93   (Main-Office)
Telefon ++040 / 526 68 11   (Vet-Division)
Telefax ++040 / 53 53 23 32 (Vet-Division)
E-Mail veterinaer@oxyquip.de